PRESENTACIÓN

¿Qué es la gratitud? Y ¿Cuál es su Poder?

Recientes investigaciones científicas citadas en este libro, confirman que el sentimiento de Gratitud es un poderoso reconstituyente de la vitalidad del cuerpo y está comprobado, a través de ejemplos de cura llamadas "imposibles" para la medicina convencional, de cómo este sentimiento ha salvado vidas y mejorado la calidad de las mismas haciendo personas más felices y llenas de dicha.

Presento aquí mi propio testimonio y el de otros casos que confirman todo lo que en este libro expongo. Así que esto es algo científico que se puede demostrar en la vida cotidiana. Enfermedades llamadas "incurables" como el cáncer, VIH y otras degenerativas han cedido y dado paso una salud radiante y a una vida plena de felicidad.

En el capítulo VI de este libro expongo varios casos de esas enfermedades llamadas "incurables" entre ellas ´cáncer, cirrosis, Sida, Peritonitis, etc. que sanaron gracias al sentimiento de Gratitud, como pruebas de lo que trato en este libro.

Una vez me entrevistaron y me preguntaron qué se siente o que es la Gratitud, y yo respondí así:

"Yo diría que es el más bello sentimiento que una persona puede sentir, ya que te genera mucha felicidad. Cuando tú sientes gratitud de verdad, sientes una emoción muy profunda, una alegría que nunca has sentido. Pues sientes que se te estremece el cuerpo, sientes una emoción tal que puedes llorar de forma espontánea, y, ¡de verdad! Es un sentimiento muy bello y cuando lo sientes, te das cuenta de que tu vida se transforma...

Las veces que yo experimento la gratitud, en verdad, me siento en otro mundo. Es como que el mundo en que vivías, se transforma en algo diferente, o sea, como que estabas ahí, pero de pronto apareces en otro lugar. Porque todo tiene otro color, tiene la magia de la vida, ¡no sé!, es también inexplicable. Agradecer realmente te hace sentir muy, dichoso, feliz, alegre y contento. Genera una sensación de paz, de tranquilidad y sientes un amor muy grande. Percibes que el Universo te ama, que la Vida te ama, que eres una persona bendecida y realmente es una sensación maravillosa que cambia tu vida...

Se llega a ese sentimiento a través de un proceso de tomar conciencia y realmente vas a encontrar que, es algo qué estaba allí, siempre, solo que no te dabas cuenta. Estaba ahí la posibilidad de ser muy feliz y, además, realmente cura, y eso es lo más importante. La gratitud vibra en una frecuencia alta que tiene efecto directo y positivo en cada una de nuestras células y moléculas. En forma automática comienza elevar nuestra propia frecuencia y vibración. A mayor gratitud, más elevada es nuestra frecuencia…

La gratitud al ser una vibración elevada, (la ciencia está descubriendo las frecuencias de vibración que emitimos a nivel cuántico) es una frecuencia que genera felicidad, y eso de por sí, libera endorfinas y otras hormonas y las libera en manera natural y espontánea, y todo aquello hace que contribuya al fortalecimiento de tu sistema inmune, o sea tus defensas…"

En el libro también cuento mi propio testimonio porque fui salvo por este sentimiento y hoy, en señal de gratitud por ese hecho, público este libro con el sincero deseo que ayude a muchas personas en el mundo y que estén sufriendo por dolencias diversas, para que tengan en este libro una verdadera fuente de ayuda e inspiración en sus vidas.

Dejo en sus manos querido lector un libro que puede no solo sanarlo, sino conducirlo a un nuevo estilo de vida de plenitud y felicidad. ¡Con certeza, todo va a mejorar en su vida con el sentimiento de gratitud!

¡Muchas gracias!

El Autor

PROLOGO

El Poder Curativo se convierte en poder sanador cuando al poder le ponemos sentimiento, cuando al corazón le ponemos la razón y cuando entendemos que la más grande verdad es la gratitud.

Este libro de Hernán Villacriz, está lleno de virtudes y valores, de ciencia y conciencia, estoy seguro de que va a cambiar la vida de las personas que lo lean y vivan el mensaje. Cada vez es más contundente la verdad que existe en la integración del cuerpo, mente y alma y a la importancia de curar la mente y el alma para curar el cuerpo. En este sentido el libro contiene terapias de sanación, consejos y prácticas para vencer la enfermedad y lograr un equilibrio del ser humano a través de la gratitud como armonía interna y externa.

Gran parte de este libro se basa en una filosofía oriental que está siendo adaptada y aceptada por el mundo occidental. Si me animo a hacer el prólogo es por la palabra Gratitud. En Japón, por ejemplo, el país más longevo del mundo practica el agradecimiento a los antepasados, ser gratos con los antepasados es importante porque es recurrir a nuestras raíces, es decir a nuestro origen.

Nuestra labor al vivir en el mundo, que cambia a una velocidad vertiginosa, que presenta desafíos inmensos y crisis de diferentes dimensiones es la de reconstruirnos constantemente en la luz para generar vidas llenas de paz, amor y felicidad. Debemos de interiorizarnos para exteriorizar ese ingenio, nuestra Esencia es Divina, este libro representa esta corriente, al leer en estas páginas sobre la curación a través de la armonización interna para lograr una salud perfecta aplicando la risoterapia, el perdón, la gratitud, el poder del lenguaje y de nuestros pensamientos es una prueba que la búsqueda de la verdad está encontrando los caminos hacia la perfección.

En estas páginas, escritas con sencillez y profundidad, Hernán está ofreciendo un aporte valioso que usted puede utilizar como un nuevo principio en su vida; una vida de equilibrio y armonía física, mental y espiritual.

Dr. José Luis Pérez Albela Beraún

Médico Cirujano – Naturalista

Director en Perú de la Revista y del programa

radial – televisivo "BIEN DE SALUD"

PREFACIO

Este libro no entra en contradicción con la medicina convencional, al contrario, se complementa, pues todo médico competente sabe que el estado psicológico y anímico del paciente es muy importante para debelar cualquier dolencia amén de la medicina psicosomática que confirma la enorme influencia de la mente sobre el cuerpo.

Nuevos paradigmas surgen constantemente. Recientes descubrimientos médicos científicos demuestran fehacientemente la relación directa entre la parte psíquica y física del ser humano. Por otro lado, la psicología y el psicoanálisis moderno vienen demostrando cómo influye en el cuerpo las creencias y conductas erróneas gravadas en el inconsciente y que se manifiestan como perturbaciones en el estado de salud del organismo.

Finalmente, esta obra aporta un fundamental conocimiento del hombre como entidad espiritual en cuyo interior habita una potencialidad ilimitada y poco conocida e invita al lector a un fascinante descubrimiento de sí mismo.

Deseo sinceramente que esta publicación sirva como aporte para la salud, la felicidad y la paz de la humanidad.

Hernán Villacriz Aguilar
El Autor.

ÍNDICE

PRESENTACIÓN 2

PROLOGO..5

PREFACIO 7

ÍNDICE..8

INTRODUCCIÓN 14

AGRADECIMIENTOS 20

CAPÍTULO I...25

LOS ESTADOS MENTALES 25
¿Qué es la alegría? 25
La risoterapia 26
Mantengámonos siempre alegres 29
El valor de una sonrisa 31
Neurotransmisores.......................................33
El rencor, la ira y la tristeza producen toxinas ..34

Los sentimientos de culpa, ira, tristeza y miedo perturban e intoxican nuestro cuerpo 35
Las palabras y pensamientos influencian su salud 36

CAPÍTULO II..................................39

LA ARMONÍA 39

ARMONÍCESE CON TODO Y CON TODOS..39
Viviendo en armonía con el Todo 39
Nuestro mundo interior se refleja en el mundo exterior...41
Nuestro cuerpo es un espejo de nuestra mente 42
Dentro de todos los sentimientos negativos, el temor y el odio son los más destructivos..........43
Cambie su postura mental 43
La Visión Pesimista..44
La Visión Optimista..44
Aprender a esperar lo mejor 45
Todo síntoma de una enfermedad es digno de gratitud 45
Para vencer el temor..48
El odio lo envenena a usted mismo 50
Nuestro concepto de Dios................................52
Perdonarse a sí mismo 56

CAPÍTULO III.................................62

SU VISIÓN DEL MUNDO 62
El materialismo es la causa de todas las infelicidades 62
La materia no existe tal como parece 63

La visión materialista del mundo 64
La mente comanda el cuerpo 64
Todo lo que es visible proviene de lo invisible..66
La visión espiritualista del mundo 67
Vea todo como espíritu, nada está hecho de
simple materia............................68
Todo será conforme creemos 70
En el inconsciente reside una fuerza creadora.71
Como habituar a nuestra mente a pensar
correctamente..............................73
Para vencer el miedo..........................74
Las creencias equivocadas producen infortunios
....75
El azar no existe 76

CAPÍTULO IV 79

GRATITUD PARA TENER SALUD................79
La gratitud establece la armonía entre el Cielo y
la Tierra..........................79
Agradeciendo desaparecen los Infortunios 81
Ejercicios para serenar la mente 82
Cultivando el hábito de la gratitud 84
Despertando a un Nuevo Mundo 86
Agradezca a sus Padres.........................86
Agradezca y armonícese con las personas 92
Agradezca a los objetos y los acontecimientos 93
La gratitud atrae más hechos dignos de gratitud
....95
Agradeciendo lo invisible 96
La salud está brillando dentro de usted...........97
El poder que hizo el cuerpo también puede
curarlo 97
Agradezca a las raíces de su familia 99
Comprométase con una vida que valga la pena

vivir..102
Recuerde Siempre 104

CONSEJOS PRÁCTICOS............................**105**
Espiritualice su Vida..............................106
La Verdad nos hace Libres 108

CAPÍTULO V **111**

TÚ PUEDES CURARTE............................**111**
NO IMPORTA LA GRAVEDAD DE TU
DOLENCIA..111
Como ser agradecidos nos hace más sanos..119
Las Personas Agradecidas tienden a ser
Saludables y Felices 121
Agradeciendo desaparecen las dolencias 124

CAPÍTULO VI **127**

**HISTORIAS REALES DE PERSONAS QUE
SE CURARON CON LA GRATITUD** **127**
MI EXPERIENCIA...................................127
Joven se cura de infección a los riñones
practicando la gratitud 130
Se cura de cirrosis 131
Sana de la taquicardia agradeciendo a su
corazón 132
Se cura de cáncer al esófago incurable a través
de la gratitud 133
La milagrosa curación de tumor cerebral de
Josephine...135
Casos de cura de VIH (SIDA) en el Brasil 138
Desahuciada por la medicina sana con la
gratitud 139

Sana de apendicitis y peritonitis reconciliándose
a través de la gratitud 141

APÉNDICE **143**

**EJERCICIOS PARA FORTALECER EL
HÁBITO DE LA GRATITUD**.......................**143**
Cuando sienta algún dolor...............................146
Cuando tenga insomnio....................................146
Cuando tenga algún síntoma...........................147
Cuando tenga alguna preocupación...............147
Cuando tenga alguna tristeza.........................147

EPÍLOGO..**149**

FUENTES CONSULTADAS...........................**151**

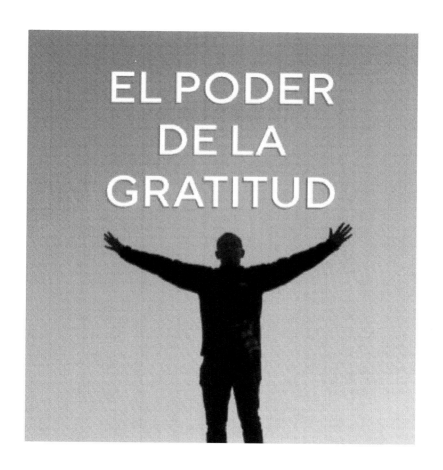

SANA TODAS

LAS ENFERMEDADES

¡TÚ PUEDES CURARTE!

INTRODUCCIÓN

El título el "Poder de la Gratitud, Sana todas las enfermedades", podrá parecerle extraño, apreciado lector ¿Qué puede tener la gratitud de especial que cure las enfermedades? Al ir leyendo las páginas de este libro usted irá a descubrir ese "milagroso" elixir capaz de eliminar cualquier dolencia.

Si usted está enfermo y ansia por su cura, tiene en sus manos la herramienta para lograr que su **Fuerza Vital** fluya abundantemente, fortalezca su organismo y recupere la salud. Le pido, por lo tanto, que no pierda las esperanzas cualquiera sea su estado o el nombre de su dolencia, **lea con toda atención** y **practique con toda dedicación** todo lo que encuentre en estas páginas.

Este libro le explica como los pensamientos y sentimientos terminan manifestándose en el cuerpo físico y conocerá las causas que producen la enfermedad. Conociendo estas causas podrá alterarlas para lograr la salud del cuerpo pues comprenderá por qué, aumentan o disminuyen, las defensas del organismo y por qué el sentimiento de gratitud es una "Panacea" sin igual en la cura de enfermedades.

Tiempo vendrá en la que salud del cuerpo será comprendida como la salud de la mente, entonces los seres humanos cuidarán más de la calidad de sus pensamientos y sentimientos y unidos a la medicina preventiva trillarán el camino de la salud y longevidad.

Todo lo mencionado aquí es el resultado de varios años de observación e investigación que el autor publica en forma sucinta y comprensible evitando que éste sea un voluminoso libro difícil de leer, cuando se ansia angustiosamente recuperar la salud. Por otro lado, he buscado sustentar gran parte de lo dicho con corroboraciones científicas realizadas por destacadas personalidades y universidades en el mundo.

Yo mismo tuve que enfrentar una difícil situación y al ver que la gratitud fue la salvación que encontré pensé que este hecho debía ser compartido y que más personas conozcan las bondades y beneficios de la gratitud, para que, así como me ayudó a mi ayude también a muchas personas en el mundo.

La gratitud nos eleva a estados de conciencia superiores y nos conecta con lo Divino, de ello fluye la energía vital, pura y enérgica que sana cualquier dolencia.

Trascribo lo que cierta vez escribí en un artículo sobre este bello sentimiento:

"...La gratitud es el mejor camino para llegar a un estado de felicidad, y es también el más rápido. Y ese estado de felicidad y plenitud está actuando liberando hormonas en tu sangre; está transformando la bioquímica de tu cuerpo, porque los sentimientos se reflejan en el cuerpo, pues todo lo que tú sientes, lo que experimentas, todo tu cuerpo lo está sintiendo, todas tus células lo están viviendo. Y bien, cuando hay células que están un poquito perezosas, es porque no trabajan bien y no funciona bien esa parte y entonces esa parte enferma…

…Ahora, cuando tú mantienes un estado de gratitud constante estás empezando a cambiar la bioquímica de tu cuerpo. O sea, hablando científicamente, la gratitud tiene, ese poder, el de generar endorfinas y otras defensas que hacen que tu sangre se limpie, y se tonifique tu organismo; y este, empieza a corregir los disturbios y anomalías del mismo.

…Por eso es que hay tantos relatos de curaciones que le llaman milagros, pero que realmente es la acción que opera de la forma que te estoy explicando. O sea, que, se produce un cambio bioquímico en tu cuerpo, porque la gratitud, o sea, al sentirte grato, sientes que no eres amenazado por nada, y al contrario sientes que estás protegido, que estás bendecido. Entonces tu cuerpo y tu mente deja de estar alerta contra cualquier agresión, contra cualquier sufrimiento, dejas a un lado todas esas actitudes defensivas, o, de carácter alerta y, las tensiones bajan, o sea, dejas de estar con estrés. Y sabes que estar en estrés, es una manera de enfermarse en el corto y mediano plazo y eso porque estás en alerta, en constante tensión…

…Entonces la gratitud te libera del estrés. Elimina todas esas actitudes artificiales, tensas, que te están generando toxinas en el cuerpo y porque, se sabe ya, científicamente, y cada vez más, (como lo explico y demuestro en este libro) que los estados de ansiedad, de tristeza, de temor y todo eso, están generando toxinas en la sangre, están intoxicando el cuerpo y la enfermedad es ya una manifestación de ese exceso de tóxicos...

...Por otro lado, la gratitud te liberta del odio y rencor, del descontento, de la ira. Cuando estás grato no tienes lugar para esos sentimientos. Cuando estás grato no hay forma de que tú puedas sentir lo contrario; porque, el agradecimiento te embarga, llena todo tu cuerpo, llena todo tu ser y te sientes feliz de forma natural..."

Estoy seguro de que al leer estas páginas el lector encontrará esperanza por difícil que sea su situación, se iluminará su mente y podrá recuperarse con certeza, si así lo desea desde el fondo de su corazón.

Quizá el verdadero nombre de este libro debió ser "El poder de salvación del sentimiento de gratitud", porque el sanar el cuerpo no es más que una mínima gracia que concede el sentimiento de gratitud comparado a la iluminación espiritual que nos puede proporcionar y que es la verdadera razón de ser de este libro.

Hernán Villacriz Aguilar
El autor

Hernán Villacriz Aguilar

FACEBOOK:

https://www.facebook.com/hernan.villacris

FANPAGE:

https://www.facebook.com/HernanVillacriz

YOUTUBE: https://bit.ly/3GILRQG

EMAIL: hervi7@yahoo.com

WHATSAPP: 051-997118209 https://bit.ly/3sy1OFB

Puede vincular WhatsApp, con el enlace de aquí abajo y consultar cualquier duda que gustoso atenderé.

wa.link/2rmjla

Si usted apreciado lector quisiera alguna orientación respecto a cómo ayudarle a poner en práctica lo enseñado en este libro, puede comunicarse conmigo vía WhatsApp, utilice este código escaneándolo con su teléfono móvil.

AGRADECIMIENTOS

Agradezco a las siguientes personas por su apoyo gentil y generoso a lo largo de la realización de esta obra:

-María Elena Rutti (Tipeo del borrador original)

-Antonio Villacriz (Médico facilitador en hospital)

-Milagros Ávila (Actualización y revisión de texto original)

-Verónica Calvo (Diseño de la carátula)

-Iredy Torres (ordenamiento y Tipeo final)

- Juan Carlos Villacriz (Supervisión del texto)

Agradecimiento especial a mis señores padres Carlos Villacriz y Julia Aguilar gracias a quienes me eduqué y pude estar en la vida y escribir este libro.

Gracias a los colaboradores indirectos y Fuentes de información.

Y, GRACIAS A DIOS –PADRE inspirador de esta obra.

¡A todo y a todos 'Muchas gracias!

Hernán Villacriz Aguilar

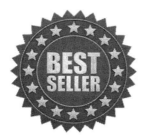

Hernán Villacriz Aguilar

EL SENTIMIENTO DE GRATITUD UNE AL CIELO CON LA TIERRA

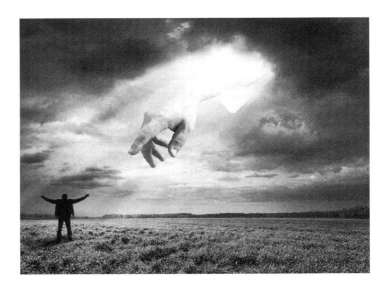

CAPÍTULO I

LOS ESTADOS MENTALES

Empezaremos viendo como los sentimientos y pensamientos que siempre albergamos afectan nuestra salud. Y veremos como la alegría y la risa se reflejan en nuestro cuerpo.

¿Qué es la alegría?
La alegría es una emoción del alma que nos lleva a un estado de felicidad y cuando lo sentimos con frecuencia constante nos eleva a la plenitud de existir. La alegría es por así decir la razón de vivir. Realmente vivimos de verdad cuando somos alegres, cuando estamos felices. Es la alegría un estado maravilloso de vivir la vida. Yo la defino como el

objetivo de la vida. Si no vivimos felices, no vale la pena vivir. En este libro he resumido todo aquello que le puede llevar a la alegría y es el resultado de varios años de investigación por ello, le puedo asegurar que, cuando le encontramos sentido a la vida y descubrimos aquello que a simple vista no vemos, empezará a sentirse feliz cuando lo descubra.

Podemos decir que somos felices cuando por ejemplo logramos poder apreciar la belleza de una flor, cuando podemos encontrar el gusto al canto de un pajarito, cuando descubrimos que detrás del silencio hay una paz inconmensurable; es decir, cuando encontramos sentido a todo cuánto existe y nos rodea. Porque la alegría es un estado de éxtasis dónde en nuestro cuerpo se empiezan a producir una serie de reacciones. Liberamos cinco hormonas. Hay cinco hormonas, de entre ellas la serotonina es conocida como la hormona de la felicidad. También está la endorfina, la dopamina; y estas hormonas en su conjunto producen un bienestar en el cuerpo y no solo bienestar, sino una predisposición a la inmunidad, al funcionamiento pleno del organismo y esto está científicamente comprobado. Solamente hay que entender el sentido y la razón, y practicar varios ejercicios qué recomiendo en este libro que nos ayudan a salir de la melancolía, de la vida apática y enferma, a una vida radiante, saludable y jubilosa.

La risoterapia
En un Programa Televisivo del Discovery Channel (El Documental muestra experimentos realizados en la Universidad de Chicago), fue difundido un documental donde se demostraba las bondades

terapéuticas de la risa y como con la llamada "Terapia de la risa" se promovía la recuperación de los pacientes de 50 clínicas y hospitales de la ciudad de Nueva York.

El médico psiquiatra norteamericano Clifford Kulm manifestó que si los laboratorios médicos pudiesen vender la risa en pastillas se pelearían por la patente, porque la risa es uno de los "tónicos naturales más benéficos para la salud".

¿Y que tiene la **risoterapia** que ayuda al restablecimiento de la salud? La risa es la más sana expresión del buen ánimo y estimula el sistema circulatorio y respiratorio; actúa como un antibiótico y provoca la liberación de endorfina, una hormona que se dirige al lugar en que se produce el malestar o dolor físico para calmarlo.

Los estudios bioquímicos efectuados en la sangre de los pacientes demuestran que a través del estado de alegría que la risa genera, la producción de los glóbulos blancos aumenta considerablemente, y todos sabemos que los glóbulos blancos son nuestras principales defensas contra toda clase de infecciones. Y mientras más reímos, más nos beneficiamos.

Pero no solo son los glóbulos blancos, los científicos también pudieron observar que las endorfinas, sustancias benéficas para el cerebro, son liberadas en mayor cantidad, como dije, aumentando así la actividad electroquímica del cerebro calmando los dolores a manera de un analgésico efectivo.

Según el Dr. Peter Derks de la Universidad de William y Mary, en Estados Unidos, se pudo verificar que el estado de alegría aumenta la producción de leucocitos "C" que como se sabe son agentes que combaten el cáncer.

Los Fisiólogos saben que una buena carcajada provoca una presión sobre las venas de la cara y esto hace que la sangre que riega el hipotálamo se enfríe e inhiba la secreción de las sustancias químicas cerebrales "encargadas" de hacernos sentir dolor. Por eso, se dice que la risa es el mejor antibiótico natural, capaz de acabar con los problemas respiratorios, depresiones y hasta el estrés. El estrés es considerado el mal de la modernidad pues en nuestros días la vida apresurada genera tensiones, preocupaciones y depresiones.

Las defensas contra las enfermedades infecciosas aumentan considerablemente al someter al paciente a un tratamiento de risoterapia; por todo ello, en muchos hospitales de Nueva York, llaman a cómicos y payasos 3 veces por semana verificándose una gran mejoría en la recuperación de los pacientes. En hospitales de Ottawa, en Canadá, se trata a enfermos de Cáncer con sesiones de risoterapia para renovar sus energías y estimularlos. En España existe una Organización llamada **Payasos sin Fronteras***, compuesta por artistas que practican la risoterapia con niños enfermos en diferentes lugares del mundo.

* Web: www.clowns.org)

Como podemos ver ahora la medicina moderna conoce las bondades de la risa como terapia. Pero la risa también es practicada en centros laborales con grandes resultados. Por ejemplo, en muchas empresas de la India, los Estados Unidos y el Canadá se entrena a los funcionarios a practicar carcajadas espontáneas antes de comenzar las labores, haciendo a las personas más creativas y productivas.

Mantengámonos siempre alegres

El médico estadounidense Hunter "Patch" Adams*, apenas se graduó de médico cambió su guardapolvo blanco por el traje de payaso, ante el asombro de sus colegas de la Universidad de Virginia y desde hace 42 años practica su "terapia de risa" que consiste en aplicar el humor y el afecto como analgésicos; aunque en un inicio fue incomprendido, cada vez son más los hospitales en el mundo que incorporan su terapia de amor. Él es famoso por sostener que el cariño (amor) y la risa son uno de los mejores remedios contra la enfermedad.

*(https://www.patchadams.org/patch-adams/)

La risa es la alegría expresada, es pues un "tónico natural" que debemos usar siempre para mantenernos entusiastas y saludables; es que los seres humanos adultos debemos redescubrir al niño que llevamos dentro, ¿Por qué?, porque la risa es innata. Un estudio científico realizado en la Universidad de Stanford reveló que los niños pequeños ríen un promedio de 250 veces al día, los adolescentes unas 15 veces por día y los llamados adultos muchas veces pasan el día sin haber reído una sola vez.

El Autor de **"Anatomía de una Enfermedad"**, **Norman Cousins*,** ha pasado a la historia como el primer hombre **que se curó de una enfermedad degenerativa de la columna muy dolorosa** gracias a unas largas sesiones de programas cómicos, que le causaban risas constantes. Según la opinión de Cousins "cualquier estudiante de medicina nos puede ofrecer un largo catálogo de las cosas terribles que suceden con el cuerpo cuando está bajo el impacto de emociones negativas como, por ejemplo, el miedo, el odio, la rabia, la desesperación y la frustración". Cousins sabe que eso tiene que venir de dentro de nosotros, y es exactamente lo que está intentando enseñar a sus estudiantes de medicina. Y él continúa diciendo: "Nosotros debemos reconocer que cuando las personas están enfermas, eso no quiere decir que apenas fueron atacadas por algún microbio, y sí que sus vidas se han descontrolado. Y cuando hablamos de fortalecer los mecanismos inmunológicos del cuerpo no nos referimos solo a los factores físicos, sino que debemos principalmente hablar sobre los factores emocionales y espirituales". **Cousins concluye diciendo: "que la risa se relaciona con la alegría, con el optimismo y con el deseo de vivir".** *(Cousins, 1979)

Por lo tanto, amigo lector; ría, ría cuantas veces pueda, acostúmbrese a sonreír con frecuencia, al mirarse al espejo, no solamente cuide su cabello, rostro o sus dientes, sino que, cuide principalmente de no tener una fisonomía seria y fría. ¿Ud. desea sanar verdad? Vamos, recuerde su infancia, vuelva a sonreír, y ría siempre que pueda, recupere el sentido del humor, dé una carcajada, mírese al espejo, esboce una sonrisa y luego ría, ría, ría nomás, sin recelo, sin temor, carcajee y dígase "Soy Feliz"; <u>haga este ejercicio un mínimo de tres veces al día durante cinco minutos cada vez.</u>

Si cree que no puede reír porque no encuentra una razón para ello, debe saber que muchas veces fingir una risa para ser feliz no es tan descabellado como parece, ya que, así como el estado mental de alegría influye en la expresión del rostro, haciéndolo risueño; el rostro también influirá el estado de ánimo pues rostro y mente son como espejos que se reflejan, por lo tanto, insista en sonreír aunque al comienzo le cueste algo de esfuerzo;

luego; verá que es muy fácil sonreír y darse unas carcajadas saludables como quien toma un tónico energético de salud. William James, psicólogo norteamericano dijo: **"Así como la mente influye en el cuerpo, la postura del cuerpo también influye en la mente"**. Trate de mantener la columna vertebral recta y el abdomen descontraído.

Esfuércese por tener siempre el rostro risueño y tenga principalmente cuidado en que el ceño (entrecejo) no tenga arrugas verticales.

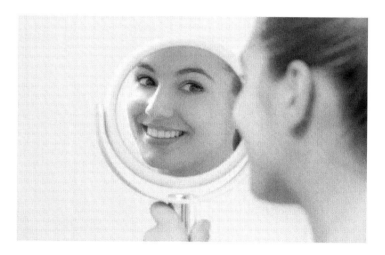

El valor de una sonrisa

Amigo lector, si usted se siente débil y cree que le es difícil reír a carcajadas, debe saber que por lo menos sonreír lo ayudará mucho. El siguiente verso explica sobre el valor de una sonrisa.

Una sonrisa

"Una sonrisa cuesta poco, pero vale mucho, quien la da es feliz y quien la recibe la agradece.

Dura solo un instante y su recuerdo, a veces perdura por toda una vida.

No hay nadie tan rico que no la necesite, ni nadie tan pobre que no la pueda dar.

Produce felicidad en el hogar, prosperidad en los negocios y es contraseña entre los amigos.

Es descanso para el cansado, luz para el desilusionado, sol para el triste y antídoto para los problemas.

No se puede comprar ni pedir prestada, tomarla o robarla, sirve solo como regalo.

Y nadie necesita tanto de una sonrisa como quien se olvidó de sonreír.

Sonríe siempre porque la sonrisa es el mayor regalo que podemos recibir y el mejor regalo que podemos ofrecer.

Si con la prisa me olvido de darle una sonrisa, discúlpeme ¿tendría la bondad de darme una de las tuyas?

Neurotransmisores

La risa, la alegría y el disfrute ejercen benéfica influencia en la liberación de los siguientes neurotransmisores:

Cortisol: la risa disminuye la concentración en el organismo de cortisol, una de las hormonas causantes de estrés.

Inmunoglobulinas: aumentan al reírse, protegiendo así de las infecciones que se contagian casi siempre, a través de las vías respiratorias, como el resfriado común o la gripe.

Endorfina: estas hormonas son un anestésico natural que se dirige al lugar donde hay malestar o dolor físico. Genera una sensación de euforia y alegría. Produce un efecto analgésico comparable con el de potentes fármacos.

Dopamina: neurotransmisor que segrega nuestro cerebro y que permite la comunicación entre las neuronas. Mejora el estado de ánimo

Serotonina: tiene efectos calmantes y analgésicos parecidos a la morfina. Equilibra emociones.

El rencor, la ira y la tristeza producen toxinas

Bueno, si es posible comprobar científicamente que la alegría fortalece nuestro organismo, no será difícil comprender que sentimientos como el rencor o el odio y todo tipo de sentimientos negativos guardados en el inconsciente produzcan efectos nocivos en el cuerpo físico. Así, por ejemplo, un estallido de cólera produce secreción de sustancias tóxicas en el organismo.

La siguiente información alerta de los efectos nocivos de la ira:

"La ira aumenta la activación del sistema simpático, el encargado de liberar unas hormonas llamadas catecolaminas, una de las hormonas relacionadas con el estrés, que son las que afectan directamente al sistema cardiovascular, elevando la frecuencia cardiaca, la tensión arterial, y aumentando la probabilidad de que se formen en el cuerpo trombos o se produzca un infarto de miocardio.

El esfuerzo que realiza nuestro cuerpo cuando se desata esta emoción es muy elevado, se produce un aumento en la tensión muscular y la secreción de adrenalina, por lo que se elevan los niveles de energía, el organismo entra en una especie de lucha y someterlo a una activación constante comporta riesgos de padecer además de enfermedades cardiovasculares, ictus cerebrales.

Seamos conscientes o no los efectos negativos que nos generan la ira o la rabia en el cuerpo se manifiestan tarde o temprano, nos puede llevar a sentir estrés, ansiedad y hasta depresión, modificando nuestro estado de ánimo y amenazando seriamente nuestro bienestar tanto físico como mental"

En un experimento científico realizado, se hizo encolerizar a un conejillo de indias hasta causarle la muerte, al examinar su cuerpo se pudo encontrar un alto grado de tóxicos en la sangre del animalito, lo que le produjo la muerte." *

*(Goleman, D, Emociones destructivas: Cómo entenderlas y superarlas, Ed. Kairós, 2003.)

Cuando tenemos un arranque de cólera verificamos que hasta la boca tiene un sabor amargo y muchas veces sentimos fuertes cólicos, se nos quita el apetito y nos llega a quemar el rostro.

El médico norteamericano Frank Várese*, de Laguna Hills, es un médico notable que frecuentemente realiza conferencias sobre la relación de la mente y el cuerpo en las personas enfermas, él destaca la relación que existe entre los males físicos y las diversas enfermedades con las perturbadas emociones destructivas de los pacientes.

Frank Varese*, MD ejerce como internista en Dana Point, CA. Frank Varese, MD se graduó de Univ. Di Bologna, Fac. Di Med. E Chirurgia, Bologna, Italia.

Los sentimientos de culpa, ira, tristeza y miedo perturban e intoxican nuestro cuerpo

Muchos oncólogos que se especializan en los tumores cancerosos, sostienen que generalmente hay un padrón de profundo resentimiento, hostilidad y frustración, y muy **poca voluntad de perdonar, junto a la condena de sí mismo** y un gran **sentimiento de culpa** en todos los enfermos de cáncer.

Las madres deben tener especialmente mucho cuidado al momento de lactar a sus hijos pues cuando ella se deja dominar por sentimientos negativos, como la ira o la tristeza su leche estará contaminada porque fue presa de violentos estallidos de cólera o estados de ánimo, de tristeza y melancolía.

En conclusión, podemos afirmar que en la medida que se van acumulando diversos tipos de sentimientos negativos en una persona, su organismo presentará como respuesta, alteraciones físico-químicas que son perjudiciales a la salud. Y en sentido inverso todos los tipos de sentimientos positivos producen en el organismo humano una reacción constructiva regeneradora que llevará a la persona a la salud y la longevidad.

Por todo ello es aconsejable mantener siempre sentimientos y pensamientos alegres y generosos e ir manteniendo este estado por todo el día. La práctica diaria de este entrenamiento anulará las impurezas acumuladas favoreciendo la salud y el vigor del organismo.

Las palabras y pensamientos influencian su salud

Debemos tener cuidado con las palabras y los pensamientos que constantemente expresamos, pues nuestro inconsciente es altamente influenciable y, todo lo que pensamos y hablamos tendrá influencia posterior en nuestro destino. Sobre todo, debemos evitar los pensamientos y palabras que inspiren temor o miedo, pues los sentimientos que de estos se derivan bloquean el flujo de la Fuerza Vital inhibiendo o contrayendo la producción de defensas en el organismo. La palabra, así como el pensamiento ejercen una poderosa fuerza compulsiva en el comportamiento humano.

Adquiera el hábito de reflexionar en cosas buenas y de hablar de cosas buenas. No hable ni piense en las cosas que usted no desea. No viva recordando o lamentando cosas desagradables. El desánimo y la melancolía son enemigos de su salud, la alegría y el optimismo son sus aliados.

Pensar y afirmar constantemente palabras y frases positivas influenciarán benéficamente nuestro inconsciente fortaleciendo nuestras convicciones correctas lo que finalmente enrumbará nuestro destino hacia la salud y la felicidad. Por ello usted encontrará más adelante ejercicios con este fin. Practíquelo siempre y obtendrá buenos resultados, pues irá eliminando creencias y conceptos erróneos que minaban su salud, reemplazándolos por creencias y conceptos correctos que promueven la salud.

CAPÍTULO II

LA ARMONÍA

Armonícese con todo y con todos

"La armonía nada busca fuera de sí misma. Es lo que debe ser; expresa el bien, el orden, la ley y la verdad; es superior al tiempo y representa lo eterno".

Amiel

Viviendo en armonía con el Todo

El **estado de salud es consecuencia del estado de armonía.** Es decir, cuando todo nuestro ser vive en concordancia con el *"TODO".* Para ilustrar daré un ejemplo: vea el ecosistema de la naturaleza. Imagine un bosque lleno de árboles y plantas que rodean la casa de campo donde usted vive, cerca de otras casas vecinas; todo es bello, pero de pronto, usted decide talar ese bosque de árboles, comprobará que el clima no será el mismo, pues, los árboles le daban frescor como un aire acondicionado y ahora sentirá más calor o frío y percibirá que nada es igual ya. Todo demuestra que el entorno que lo rodea influye en su vida y echará de menos los árboles y a sus vecinos que ahora lo miraran como enemigo. Recordará que cuando usted vivía en armonía con el *"todo"* que lo rodeaba estaba bien.

Las plantas "expelen" oxígeno y absorben el anhídrido carbónico que exhalamos y nosotros inhalamos el oxígeno formando un **círculo de vida.** Por lo tanto, las plantas y nosotros formamos un todo armonioso como si se tratara de **un solo ser vivo.** Nuestro planeta tierra vista desde el espacio por los astronautas es como una gran esfera "viva". Es un ser vivo cuyos árboles son como sus "cabellos". Los seres vivos son como sus células. Visto como un todo, la tierra es un solo ser vivo, que contiene "un ecosistema vivo"

Por los ejemplos dados, comprenderá que el *"todo"* se refiere a cuanto lo rodea sean personas, cosas o hechos. Nuestro país es un *"todo",* la tierra es un "todo", el Universo es un *"TODO",* pero también nuestro mundo interior es un *"todo",* y así podemos entender que el *"todo"* llamado tierra es un gran ecosistema, es nuestro hogar. Si fuésemos prósperos exportadores de un producto a Europa, por ejemplo, pero de pronto Europa entrara en guerra, nuestro producto se verá afectado y bajará su demanda y desearemos que esa guerra que sucede "al otro lado del mar" termine ya, comprenderemos que lo que pasa en el mundo nos afecta pues somos parte del *todo* llamado tierra. Este *todo* llamado tierra es como un gran ser vivo que respira a través de las plantas y animales y nosotros vivimos dentro de ese ser vivo. De este modo será fácil también que comprenda que ese ser vivo, tierra, forma parte de un gran *"todo"* en el sistema solar moviéndose en armonía con el *"TODO"* llamado Universo. Y podrá intuir con el espíritu que el Universo "vive" en armonía.

A ese Universo que vive en armonía, podemos llamarle VIDA UNIVERSAL o el TODO UNIVERSAL o llamarle también expresión o manifestación Divina, como queramos.

Nuestro mundo interior se refleja en el mundo exterior

Nuestro mundo interior también es un *todo,* algunos dicen que en "cuerpo sano hay mente sana", yo prefiero decir que en "mente sana hay un cuerpo sano", pues nuestro cuerpo refleja nuestro mundo mental de pensamientos y sentimientos. Si usted tiene una gran alegría en su mente, por ejemplo, que su madre lo viene a visitar desde lejos, esa alegría se expresará (reflejará) en su rostro y expresiones y, nadie dejará de notarlo y le dirán: "te veo feliz, tu rostro me lo dice". Pero, por otro lado, la tristeza también puede reflejarse en su rostro y expresiones si usted se entera de un accidente, por ejemplo, de algún pariente suyo, esa tristeza que es sentida dentro de usted se refleja en su rostro y expresiones a tal punto que será notada por quienes lo rodean. Como vemos nuestro cuerpo es un espejo de nuestra mente, pues refleja su imagen mental en expresiones físicas.

Nuestro cuerpo es un espejo de nuestra mente

Si usted es preso de un acceso de ira repentina, verá como siente que la saliva le amarga la boca, sentirá su cuerpo tenso y si estaba comiendo, perderá hasta el apetito. Hay personas que luego de una explosión de cólera son víctimas de cólicos abdominales o dolores de cabeza. Los pensamientos y sentimientos se expresan en el cuerpo. Si usted está enfermo ahora, es porque vino minando su salud por el acúmulo de estos pensamientos y sentimientos negativos a lo largo de los días, meses o años. Alguien podrá retrucar que fue víctima de una infección y la culpa es de los microbios, pero los microbios solo pueden afectar nuestro organismo cuando nuestras defensas están bajas y por lo que vinimos diciendo en páginas anteriores las defensas de nuestro organismo bajan o suben según nuestro estado de ánimo, es decir según nuestros pensamientos y sentimientos. En una persona alegre, optimista, que no se deja arrastrar por la ira, el temor, o la tristeza solo puede haber equilibrio y armonía en su organismo y por lo tanto hacerse inmune a las infecciones.

Nuestra fisonomía es el mejor termómetro de nuestro mundo interior. Amigo lector vamos a esforzarnos por tener siempre una expresión jovial, alegre y descontraída; y para esto, es bueno hacer el hábito de que siempre que nos veamos al espejo aprovechemos para sonreír y desfruncir el ceño, y repetir mentalmente "soy feliz y saludable". **Recuerde** debemos mantener siempre el rostro con la expresión alegre (risueña) y serena (calma).

Dentro de todos los sentimientos negativos, el temor y el odio son los más destructivos

El temor y el odio son los sentimientos negativos que más infelicidad causan a la humanidad, veamos porque:

En primer lugar, el temor, es un sentimiento de que algo o alguien nos puede perjudicar. El temor se origina en la idea de que este mundo es gobernado por la casualidad y el mal, y de esto nace la necesidad de vivir temeroso. Esta postura mental conduce a la preocupación, la inseguridad y el miedo. La preocupación, el estar *pre-ocupado*, es decir "ocuparse" de las cosas "antes de tiempo" viene torturando a la humanidad desde tiempos inmemorables, y hay quienes afirman que la preocupación ha matado más personas que todas las guerras juntas. La preocupación se deriva principalmente del temor por el futuro y que las cosas no salgan como quisiéramos, y es el enemigo de la tranquilidad y paz mental.

Cuando se teme se emplea la fuerza creadora de nuestra mente en dar forma a la cosa temida y mientras más se teme más se atrae la cosa temida. Ahora, dependiendo como vemos el mundo y los acontecimientos viviremos angustiados y temerosos o alegres y confiados.

Cambie su postura mental

Podemos contemplar el mundo de dos maneras: la visión pesimista y la visión optimista.

La Visión Pesimista. - Esta visión le dirá que nada en el mundo es confiable. Las personas, las circunstancias el ambiente podrían hacerle daño. Esta forma de ver le convencerá de que el "mal" existe pues se ve por todas partes. Que la casualidad hace felices a unos pocos e infelices a la gran mayoría, esta visión del mundo lo atormentará y recortará sus días sobre la tierra a causa de las preocupaciones que le acarrean. Esta visión ha torturado a la mayoría de la humanidad durante cientos y cientos de años y se podrá concluir que si así fue durante tanto tiempo no podrá ser de otra forma:

La Visión Optimista. - Existe otra forma de ver el mundo y quienes así lo han hecho han disfrutado de ella plenamente, han vivido saludables y siempre han vencido las dificultades encontrando placer en hacerlo, ¿Cómo lo hacen? Vamos a explicarlo:

La Visión optimista de ver el mundo es creer que este mundo es un lugar maravilloso para vivir, es esperar lo mejor detrás de todo acontecimiento y convencerse de que nada en este mundo está contra nosotros. La visión optimista del mundo es vivir convencido de que el hombre es un ser maravilloso dotado de ilimitada capacidad, capaz de superar cualquier obstáculo y sentir placer en superarlos. La visión optimista del mundo es comprender que al estar armonizado con el *"TODO UNIVERSAL"* nada puede ir contra usted. Lo invito querido lector a aprender a tener esta visión en las páginas siguientes.

Aprender a esperar lo mejor

Esperar lo mejor, es algo que debemos hacer siempre. Si usted es despedido de su antiguo empleo, le quedan dos caminos: uno es renegar de su suerte y agregar más razones para sentirse infeliz, el otro es pensar que la vida le está poniendo una gran oportunidad de mejorar su situación pues ahora, por fin, podrá dedicarse a otras actividades. Quienes así lo hicieron gozan ahora de otro status, unos encontraron un mejor empleo y otros se convirtieron en empresarios y agradecen el hecho de haber sido despedidos, pues si no hubiese sido así, de hecho, no estarían como están ahora. Y esos son los que aprendieron a esperar lo mejor detrás de todo acontecimiento. Crea que todo lo que le sucede es por algo mejor, nunca por algo negativo. Afírmelo en palabras, por ejemplo, si un gato negro se cruza en su camino diga: *"algo bueno va a venir"* convénzase de que nada ocurre para perjudicarlo de verdad, todo sucede para beneficiarlo. Y el dicho popular que dice "No hay mal que por bien no venga" es verdadero. **Un aparente mal se transforma en un bien cuando aprendemos a esperar lo mejor.** Nuestra mente es como un imán que atrae aquello que imaginamos.

Todo síntoma de una enfermedad es digno de gratitud

Hay personas que confunden síntoma con enfermedad. Los síntomas (tos, fiebre, escalofríos, dolores, diarreas, etc.) no son la enfermedad. Los síntomas son las reacciones defensivas del organismo cuando se ve invadido por elementos perturbadores (llámese microbios, tóxicos, etc.) por ejemplo la tos, es una reacción que busca expulsar del organismo juntamente con otras sustancias (flema, sangre, etc.) a los elementos nocivos del cuerpo y son un síntoma de que nuestro cuerpo tiene la suficiente fuerza vital para reaccionar así, y debemos sentirnos gratos por ello. **La fuerza vital es el mejor médico de nuestro cuerpo.** Si usted aprende a confiar en ella, nada que ocurra en su cuerpo como son dolores, náuseas, vómitos, sangrados, etc. le causará temor pues al contrario verá que son benéficas, ya que son la prueba de que su fuerza vital es enérgica.

La fiebre no debe ser temida, el temor es el enemigo y no la fiebre. La fiebre es una reacción benéfica del organismo que recibe la orden de la **fuerza vital** para elevar la temperatura, a fin de que elementos patógenos mueran a causa de la temperatura elevada y así se recupere pronto la salud. Repito, la fiebre no es la enfermedad, tranquilice su mente y espere lo mejor. Verá cómo se restablece pronto la normalidad. Actualmente, en muchos centros médicos se hacen terapias produciendo "fiebre artificial" con baños llamados de "Hipertermia" que suben la temperatura del cuerpo a fin de purificarlo. Como se ve, ahora se busca producir fiebre artificial para curar el organismo.

De igual forma no debe temer las hemorragias y diarreas. Las hemorragias son nocivas solo cuando **nuestro temor** influye en su acción purificadora. La hemorragia al igual que la fiebre, tos, diarrea, etc. es una reacción benéfica pues busca purificar la sangre eliminando los tóxicos del cuerpo y usted no necesita temerle, sino, agradecerle a la hemorragia, y a la **fuerza vital** que sabe cuándo debe parar esa hemorragia. Igualmente, la diarrea es una reacción benéfica que busca expulsar las impurezas y elementos patógenos; pero muchas veces el temor o miedo evita que esa diarrea cese en su debido tiempo. No tema la diarrea, tranquilícese y agradezca. Confíe en la naturaleza, la naturaleza cicatriza heridas que la medicina no puede curar. La medicina solo colabora con la naturaleza o **fuerza vital** que es el verdadero médico natural que tenemos. Sin embargo, no estoy queriendo decir que usted se ponga en contra de los médicos. Considere a los médicos como ángeles que velan por su bienestar y sienta gratitud por ellos. **Lo importante es tener la mente en paz y llena de gratitud por las cosas y hechos.**

Agradezca el amor de las personas que se preocupan por su salud, la visitan y atienden. Es a ese **amor que nos dan** al que debemos sentirnos agradecidos. Agradezca aún a la enfermedad que le permite tener esta nueva visión de la vida. Agradezca a la vida, ore por la recuperación de sus compañeros enfermos, muéstreles una sonrisa, encuéntrese consigo mismo y agradezca desde el fondo de su corazón. Por más grave que le parezca la situación, serénese y piense que todo eso es el preanuncio de la mejora. Espere lo mejor. **Siempre espere e imagine lo mejor, nunca lo peor.**

Todo en este mundo ocurre conforme nuestra "visión de la vida" ya sea esta pesimista u optimista,

¿Por cuál de los dos opta usted?

Nuestro ambiente y nuestro cuerpo son el espejo de nuestra postura mental, si espera lo peor, vendrá lo peor, si espera lo mejor vendrá lo mejor. Alguien podría decir que trata de esperar lo mejor, pero siempre le sucede lo peor. A ellos les digo que debemos practicar a esperar lo mejor con convicción, para eso es bueno repetir lo siguiente:

Soy un ser afortunado, soy feliz, soy alegre,
Solo cosas buenas vienen a mí,
Soy feliz, muchas gracias, soy feliz, gracias,
gracias.

Repita esta frase 20 veces cada vez, varias veces al día, hasta volverlo convicción, para ello, repita con voz clara y sonora, con entusiasmo, verá como poco a poco se vuelve convicción. Seguidamente, sienta gratitud por su buena suerte, agradezca de corazón esa felicidad. Agradezca a Dios, Dios lo ama. Siéntase envuelto y protegido en el amor de Dios. Sienta que la silla o la cama donde está, son los brazos de Dios, que lo sostienen cariñosamente y siéntase infinitamente amado por ÉL. Practique esto durante unos 5 minutos 3 veces al día: Cierre los ojos y sienta que Dios lo rodea con sus brazos llenos de misericordia, que lo abraza con mucho amor protegiéndolo, así siéntase amado. Verá como renace a una nueva vida.

Para vencer el temor

Como vimos, el temor es esa sensación de soledad e inseguridad extrema donde se imagina cosas negativas. El temor es como un imán que atrae la cosa temida. Así como el perro tiende a morder a quien más le teme, las infelicidades y enfermedades persiguen a quienes les temen. Por algo **Job** del Antiguo Testamento se lamentaba: **"aquello que temo me sobreviene. Y me ha acontecido lo que yo temía" (Job 3, 25).** Por ello ordene sus pensamientos y decida solo a imaginar lo mejor. Si está enfermo, visualice que está sano, véase **mejorado y alegre.** No imagine que está empeorando y que podría morir, siéntase necesario en este mundo, piense que aún no hizo todo lo que debía hacer y que su familia y amistades lo necesitan; sienta que el mundo lo necesita, **y visualícese trabajando por la felicidad de su familia y la sociedad.** Agradezca la propia enfermedad, que le permite cambiar su visión de la vida, es gracias a ella que ahora usted tiene tiempo para pensar y saber todas estas cosas, ahora tiene tiempo para cambiar y mejorar su forma de pensar, ahora tiene tiempo para creer correctamente en Dios, ya no lo verá como un ser lejano y misterioso, sino como un ser muy cercano y amoroso que está dentro y fuera de usted acogiéndolo cariñosamente en sus brazos.

Si usted vive siempre con el pensamiento vuelto a un Dios cercano y amoroso esa sensación de temor que tenía se extinguirá fácilmente para ello cierre los ojos y mentalice esta oración:

DIOS ES MI PADRE Y YO SOY SU HIJO, POR ESO, VIVO ENVUELTO Y PROTEGIDO POR EL AMOR DE DIOS Y NADA MALO PUEDE OCURRIR. YO COMO HIJO DE DIOS, VIVO ENVUELTO
Y PROTEGIDO POR EL AMOR DE DIOS, BAJO EL AMOR DE DIOS, SE DISIPAN TODOS LOS MIEDOS Y TEMORES Y SOLO EXISTEN SEGURIDAD Y PAZ.

YO SOY HIJO DE DIOS, MI PADRE Y YO SOMOS

UNO SOLO, YO VIVO DENTRO DE ÉL Y
ÉLVIVE DENTRO DE MÍ, POR ESO VIVO
SEGURO, TRANQUILO Y SOLO COSAS BUENAS
ME OCURREN. MUCHAS GRACIAS.

El temor tiene origen en la sensación de sentirse solo y desprotegido, sujeto a la casualidad y a la creencia en la existencia del mal. El mal solo existe en nuestro pensamiento y se concretiza cuando pensamos y creemos en su existencia.

Ahora en vez de pensar que el mal lo acecha **piense que el bien lo está rodeando y que por peor que parezca una situación, usted espera lo mejor por detrás de esa apariencia.** El momento más oscuro de la noche es a su vez el inicio del amanecer. El punto más oscuro de un túnel es el inicio del camino a la salida del túnel; **nunca espere lo peor, siempre espere lo mejor.**

El odio lo envenena a usted mismo

Ahora veamos en que consiste ese sentimiento llamado odio: este se deriva del primero que es el temor, odiamos porque creemos que fuimos víctimas del mal, que alguien nos hizo mal y, por lo tanto, queremos su destrucción. Muchas veces el odio empieza con el simple resentimiento que poco a poco se va acumulando hasta convertirse en un sentimiento de venganza o rechazo a punto de desear la muerte de la persona odiada.

El odio envenena nuestro organismo porque al igual que los sentimientos de tristeza o melancolía, el organismo se retrae en la producción de las defensas y al contrario produce toxinas venenosas que aumentan en el cuerpo y llegan a formar hasta tumores malignos. Se puede decir que muchos tumores de cáncer son la cristalización de profundos sentimientos de resentimiento y odio acumulados en el tiempo.

Amigo lector, libérese de ese sentimiento tenebroso llamado odio. **Póngase cómodo y revise en su memoria a cuantas personas usted tiene ese sentimiento de odio y propóngase armonizarse con todos ellos.** Pida perdón mentalmente por estar abrigando esos sentimientos en contra de cada una de esas personas y perdone las ofensas que usted cree que ellos cometieron en contra suya. Para ello una vez que ha reflexionado sobre cada caso haga la siguiente oración:

Afirmo que el amor de Dios llena ahora mi alma
yo sé que cuando su amor llena mi corazón,
todas las amarguras desaparecen.
Me perdono a mí mismo,
por el hecho de haber albergado pensamientos
negativos y destructivos
respecto a otras personas; estoy decido a no volver a
hacer esto,
Te pido perdón (nombre) por haberte odiado.
Tú y yo somos hijos de Dios y somos un solo ser
delante de Dios
Dios ya nos ha perdonado,
por eso, también nosotros nos perdonamos.
Ahora siento gratitud por ti y tú sientes gratitud por
mí, gracias, gracias, muchas gracias bendigo tu
existencia y deseo que seas muy feliz

Repita mentalmente, o en voz baja siempre esta

oración **hasta que sienta que se liberó del resentimiento hacia esa persona.** Cuando odiamos a alguien y pensamos cosas negativas de esa persona, esos pensamientos negativos se vuelven contra nosotros, perjudicando nuestro destino.

El resentimiento y el odio hacen infelices a la propia persona y envenena el cuerpo de quienes los mantienen dentro de sí, por ello, largue el odio y el resentimiento, libérese de esos lastres, sea generoso y comprensivo con las faltas humanas y contemple su Naturaleza Divina que es amorosa y bella. No se prenda al aspecto aparente de las personas por muy toscas y ofensivas que parezcan. Perdone setenta veces siete como enseña Jesucristo, **sea un campeón en la comprensión y el perdón,** así usted será feliz y largos y saludables serán sus años sobre la tierra.

Por lo expuesto, será fácil comprender que sentimientos contrarios a la alegría como la tristeza, melancolía, apatía, etc. "retraen" el organismo reduciendo la producción de glóbulos blancos y otras sustancias benéficas tal como se ha comprobado científicamente. Por ejemplo, enfermedades como la pleuresía, u otras que acumulan líquidos en el cuerpo se derivan de estados depresivos por tristezas crónicas. No en vano el cuerpo expulsa lágrimas (líquidos) cuando hay tristezas en la mente. También la enuresis muchas veces tiene su causa en estos sentimientos de tristeza reflejándose en los niños que se orinan en la cama como consecuencia de la tristeza de la madre o el desentendimiento de los cónyuges.

Sentimientos de ira, cólera y tristeza acumulados se manifestarán como hipertensión arterial que a su vez producirán derrames e infartos en unos casos, y úlceras y dolores reumáticos en otros.

Por otro lado, nuestro concepto de Dios, nuestras creencias y la forma de ver el mundo también producirán determinados resultados en nuestro destino como a continuación veremos.

Nuestro concepto de Dios

¿Qué concepto tenemos de Dios?, este es un punto sumamente importante para considerar. El psicólogo y psiquiatra Karl Meninnger afirma en su obra "El hombre contra sí mismo" que un profundo sentimiento de culpa acosa a la humanidad. Ese sentimiento se da en todas las personas en mayor y menor grado sin distinción de su condición o credo. Este sentimiento de culpa, afirma él, está grabado en las profundidades de nuestra **mente inconsciente** y se deriva de la creencia colectiva inculcada desde tiempos inmemorables de que el hombre es pecador y debe sufrir. Esta creencia genera un deseo de autocastigo es decir el deseo de buscar inconscientemente el sufrimiento.

En un diario de Lima, fue publicada una noticia que corrobora lo que aquí mencionamos, es **decir del concepto que tengamos de Dios, dependerá en gran medida nuestro destino:** Los miedos (sentimientos de culpa) acortan la vida súbita o lentamente. Mantener en la mente la idea de haber sido abandonados por Dios o creer que se está sufriendo un castigo Divino porque somos "pecadores", crean en nuestro inconsciente (o subconsciente) un deseo de autocastigo que se materializará generando enfermedades crónicas o incurables. Esta noticia corrobora lo que Karl Menninger afirma en su libro "El hombre contra sí mismo" donde dice que hay un deseo inconsciente de autodestrucción en el ser humano.

La enseñanza teológica de un "dios castigador" genera un sentimiento de culpa y un deseo de redimirse del pecado a través del sufrimiento y eso explicaría lo publicado en los noticieros del mundo a raíz de un estudio hecho en una reconocida Universidad de los EE.UU.

La siguiente noticia dio la vuelta al mundo:

DIARIO EL COMERCIO
Martes, 18 de setiembre del 2011

NADA DE FANATISMOS

Miedos religiosos acortan la vida

Chicago/Nueva York [DPA], Las dudas y los miedos religiosos son perjudiciales para la salud y pueden acortar la vida de los enfermos. Psicólogos de la Universidad de Bowling Green en Ohio interrogaron a 596 personas mayores y enfermas respecto de si se sentían "abandonadas por Dios" y si creían que su mal era un castigo.

Dos años después de la encuesta, realizada en clínicas estadounidenses, el equipo dirigido por Kenneth Pargament intentó contactarse con los mismos pacientes y descubrieron que **habían muerto muchas más personas en el grupo de pacientes con dudas religiosas** que en el de personas que no se sentían así identificadas con las preguntas hechas. ■

Según la noticia que publicamos, a los enfermos de diversas clínicas de EE.UU. se les hizo dos preguntas: una era "si se sentían abandonados por Dios" y la otra "si creían que su mal era un castigo Divino". Al cabo de dos años se verificó que del grupo de pacientes que pensaban que su mal era porque Dios los abandonó o porque estaban sufriendo por castigo

Divino, **habían muerto muchas más personas** que del grupo que no tenían estas creencias.

Conozco muchas personas devotas, entre creyentes y religiosas, que viven recriminándose y considerándose pecadoras y su vida es realmente una sucesión de infortunios porque se enferman constantemente, o viven carentes económicamente, sufren accidentes, y otras tragedias y creen que Dios las está probando. Ese concepto erróneo de Dios que es Amor, es lo que les produce esos infortunios. Creer correctamente en Dios solo te puede traer felicidad y ventura y no una vida de sufrimientos y enfermedades.

Según la psicología y el psicoanálisis moderno, el sentimiento de culpa produce tendencias perturbadoras en el equilibrio psicosomático del ser humano, haciéndole proclive a la depresión y la melancolía, y como sabemos estos sentimientos producen la retracción de la producción de las defensas del organismo por consiguiente se hace más vulnerable a enfermedades de todo tipo.

Amigo lector: libérese de la idea de que su enfermedad es un castigo de Dios o que Dios lo está "probando" con enfermedades. Dios no es así de cruel, Él no sería Dios del amor si estuviera como divirtiéndose enviando una y otra enfermedad a los hombres o torturándolos con "pruebas". Dios es amor, es bondad, es misericordia, es perdón; convénzase de eso. Las enfermedades son consecuencias de la desarmonía de nuestro "yo" con el **TODO UNIVERSAL** fruto de nuestra visión materialista, que hace que tengamos pensamientos y sentimientos insalubres y egoístas. Ahora usted ya sabe lo que inhibe las defensas del organismo, la ciencia está comprobando todo esto.

Tampoco considere a Dios un ser distante que mora lejos, en un cielo lejano, y que usted es una criatura solitaria que debe rogar para que Dios no se olvide de usted **De esta visión nacen el temor y la inseguridad,** Dios no se olvida de nadie, es el hombre el que se olvida de Dios. **Dios no vive lejos de nosotros** Él está muy cerca **(dentro) de nosotros** amándonos y colmándonos de gracias entre ellas la salud.

Del concepto que tengamos de Dios, ya sea como un ser **castigador y distante,** o **amoroso y cercano,** dependerá en gran medida nuestra felicidad o infelicidad en este mundo. Me uno a los abogados de Dios, que lo consideran un ser amoroso, sabio y bondadoso, hágalo usted también.

Perdonarse a sí mismo

Amigo lector, para eliminar los sentimientos de culpa en primer lugar debe perdonarse a sí mismo. En realidad, Dios no nos castiga. Es nuestro propio inconsciente que nos empuja a la infelicidad por considerar que somos criaturas pecaminosas. Muchas personas no son buenas para consigo mismas, se juzgan por los más mínimos errores y viven recriminándose constantemente. No agradecen el haber nacido, no pueden afirmar que son felices y viven explotando en ira o dejándose envolver por la melancolía intoxicando su organismo y debilitando las defensas del mismo.

Es sabido que los convictos de un centro penitenciario, no pueden mejorar porque constantemente la sociedad que los rodea los sentencia con apelativos como "delincuentes", "malhechores", así graban en su inconsciente la idea de que son malhechores (pecadores) y difícilmente pueden mejorar su conducta, porque existe un principio mental que dice: **"Nosotros somos lo que creemos ser"** y es lo mismo que Cristo enseñó al decir: **"Sea hecho conforme creíste"**.

Para perdonarse a sí mismo será muy bueno recitar siempre el siguiente verso:

Hoy seré benigno (a) conmigo mismo (a) y no haré
afirmaciones que me denigren.
Yo me perdono pues Dios me perdonó
yo agradezco mi existencia y bendigo mi
nacimiento
muchas gracias (nombre), Muchas gracias.

Bendito es mi nacimiento, soy un ser bendecido.

Hoy seré benigno conmigo mismo;
Por eso afirmo: no soy pecador
soy un ser maravilloso, hecho a imagen y semejanza
de mi Padre, he nacido para ser feliz,
yo ya me perdoné, pues Dios ya me perdonó
soy feliz por haber nacido, soy feliz por existir
muchas gracias, muchas gracias, muchas gracias.

Repita unas 3 veces este verso al despertar y al acostarse y agradezca al hecho de existir.

En verdad Dios ya nos perdonó y quien no se perdona es el propio ser humano que se incrimina como pecador, por eso debemos perdonarnos y para ello recomiendo la oración que indiqué más arriba y que debe ser hecha con frecuencia hasta sentir paz. Por confundir el falso yo carnal con el verdadero yo espiritual nos condenamos como pecadores y sufrimos por el autocastigo.

Hay una enseñanza por demás conocida que dice: "Ama a tu prójimo como a ti mismo" esa última frase "como a ti mismo" se refiere que no será posible amar a nuestro prójimo si primero no sentimos amor por nosotros mismos, no un amor egoísta que busca su propia satisfacción, sino, un amor desprendido y generoso para con nosotros. Si nos incriminamos diciéndonos pecadores no nos estaremos amando, y si nos juzgamos como criaturas pecaminosas también juzgaremos a los demás de igual forma. Pero si nos consideramos no seres materiales, sino maravillosos seres espirituales hechos a la imagen y semejanza del Creador estaremos siendo benignos con nosotros mismos. Así no nos estamos reconciliando con nuestro falso "yo pecador" (yo carnal) y si con nuestro Yo Verdadero (Yo espiritual) que es Hijo de Dios maravilloso.

Por lo tanto, vamos a bendecir nuestra existencia y grabar en nuestro inconsciente (alma), la verdad de que somos Hijos de Dios maravillosos y para ello usamos el poder de la afirmación, repita siempre las siguientes afirmaciones:

Mi cuerpo es reflejo de mi mente
Por eso mantengo siempre la mente alegre.
Soy feliz, soy saludable, soy afortunado (a).

Soy un ser maravilloso generado por Dios.
Gracias, gracias, muchas gracias.

Decirse pecador, es como insultarse a sí mismo diciéndose soy un malhechor, soy un incapaz y todo lo que se grava en el inconsciente termina manifestándose concretamente en forma de conductas. Esto fue comprobado por el Francés Emile Coué al verificar que tales personas reincidían en sus errores en vez de mejorar; pero cuando atendidos por él, sus pacientes empezaron a gravar palabras y afirmaciones positivas, contrarias a las negativas, vio que superaban sus malas conductas más fácilmente.

Hay personas que consideran un acto de humildad el juzgarse como criaturas pecaminosas y llenos de defectos y creen que así agradan a Dios. Ellos no comprenden que tales pensamientos no solo reafirman el "mal" en nuestro "interior", sino que, **crearán un sentimiento de culpa en el inconsciente** y, por lo tanto, un deseo de autocastigo que no solo reducirá sus defensas orgánicas, sino que los empujará a la infelicidad. He allí por qué muchas personas consideradas "buenas" o "religiosas" contraen enfermedades de difícil cura y viven en depresión. Conozco a personas de vida "religiosa" muy dedicadas, pero que, sin embargo, viven enfermas y deprimidas sin alegría. Por ello es bueno tener un concepto correcto de Dios.

"Porque si vivís conforme a la carne
ciertamente moriréis;
más si con el Espíritu hacéis morir las obras del
cuerpo, viviréis.

Porque todos los que son guiados por el Espíritu de Dios,
estos son Hijos de Dios"
ROM. Cap. 8, 13-14

En este trecho bíblico está claramente diferenciado el "falso yo carnal" y el "Yo espiritual", allí dice que vivir en conformidad (creencia) de que somos mero cuerpo carnal sufriremos las consecuencias que son enfermedad y muerte; pero si vivimos con la conciencia de que somos seres espirituales (Espíritu) renacemos como Hijos de Dios. El ser humano no es un simple cuerpo carnal, es un ser espiritual. El cuerpo es simplemente un "ropaje" o "instrumento" del espíritu y como tal no es el verdadero ser humano hecho a Imagen y Semejanza de Dios citado en el Cap. I de Génesis. Esta diferenciación es fundamental para dejar de considerarse pecador.

CAPÍTULO III

SU VISIÓN DEL MUNDO

El concepto que usted tiene del mundo influencia su destino.

Cristo enseñó: "Todo será conforme creíste"

El materialismo es la causa de todas las infelicidades

Se sabe que los antiguos incas no miraban el mundo como simple aglomerado de materia, para ellos todo cuanto los rodeaba estaba lleno del espíritu de vida por eso reverenciaban la tierra y la llamaban "mama pacha" es decir madre tierra, reverenciaban el sol, como dador de vida (luz) y lo llamaban de Inti, cuando los conquistadores vieron como los incas agradecían los generosos frutos de la tierra, y hacían rituales de reverencia al agua, la lluvia y toda la naturaleza, los tildaron de idólatras y herejes porque no comprendían la concepción del mundo que tenían los incas. Para los incas el sol y la tierra eran expresiones espirituales del Creador y todo para ellos estaba lleno de Vida.

Ahora querido lector; descubriremos una nueva forma de ver el mundo, pero antes se debe comprender que el materialismo, es decir, la visión del mundo que dice que todo lo que existe es solo materia es la causa fundamental de las infelicidades de la humanidad.

La materia no existe tal como parece

La ciencia moderna ha llegado a la conclusión que no existe nada que sea realmente sólido (materia), pues, aquello que llamamos "materia" es en verdad "energía". Por ejemplo, antiguamente se creía que la parte más pequeña de la materia era el átomo y este átomo sería como un minúsculo granito de sólida materia. Pero ahora, según la ciencia de la Mecánica Cuántica se sabe que ese átomo tiene otros "elementos" como los protones, electrones, neutrones, fotones, quarks, etc. que no son "materia"; es decir son **fuerzas inmateriales** que giran o vibran y a estas vibraciones o fuerzas se le llamó "energía".

Como podemos ver, lo que llamamos materia no es más que la manifestación de vibraciones "inmateriales" a maneras de "campos de fuerza" por lo tanto, lo que vemos como hecho de materia no lo es.

La visión materialista del mundo

Cuando vemos el mundo como hecho de "materia", este nos parecerá un mundo limitado y frío. De la visión materialista nacen los deseos e impulsos egoístas pues se hacen conclusiones absurdas como: "si todo es materia y la vida en este mundo es corta, debo sacar el máximo provecho a como dé lugar, sino seré un tonto". Guiados por esa visión no se duda en disputar, quitar y aprovechar para sí mismo las "cosas materiales"; así nacen la ambición y el deseo de poder.

Por otro lado, cuando nos consideramos seres hechos de materia, no podemos concebir que la mente (pensamientos y sentimientos) tenga influencia sobre el cuerpo, pues creeremos que la mente no es más que una reacción química de la materia, es decir, un efecto (y no causa) incapaz de modificar el estado de salud del cuerpo, así, creeremos también que solo la materia puede curar a la materia y si ésta fracasa no tendremos más remedio que sufrir o morir, víctimas de una enfermedad.

Como vemos esta visión materialista del mundo solo puede llevarnos a la disputa y a la desesperación encerrándonos en un callejón sin salida, pues no podremos comprender que nuestros pensamientos y sentimientos influyen *y se* reflejan en la "materia", o sea, se cristalizan en nuestro destino y en el estado de salud del cuerpo.

La mente comanda el cuerpo

"Tu alma, o sea tu mente, será tal cual fueran las cosas en que frecuentemente pensares, porque el alma queda imbuida y como penetrada en sus ideas y pensamientos"

Marco Aurelio

"La mente dirige y el cuerpo es comandado" este principio es una realidad. Es la mente (sustancia espiritual) la que ejerce dominio absoluto sobre el cuerpo, o sea, el estado mental de una persona se reflejará en su estado de salud físico. La salud es el resultado de un estado mental armonioso. Si nuestra mente ha venido "almacenando" pensamientos y sentimientos destructivos (odio, ira, resentimientos, tristezas, etc.) con seguridad nuestra **fuerza vital** saludable está impedida de manifestarse plenamente generando desequilibrios entre las defensas naturales y funciones del organismo haciéndonos propensos a enfermedades de todo tipo. Al contrario de eso, los pensamientos y sentimientos positivos como los de alegría, gratitud y bondad (perdón) restablecen el equilibrio fluyendo abundantemente la fuerza vital restauradora de la salud.

Norman Vicent Peale y Joseph Murphy, autores norteamericanos de numerosos libros sobre la mente humana, comprueban con innegables ejemplos la existencia de una **"naturaleza invisible"** que independientemente del cerebro controla y regula las funciones fisiológicas del cuerpo. Esta **"naturaleza invisible o alma"** es llamada **mente inconsciente (o**

subconsciente) siendo el cuerpo físico solo un reflejo controlado por esta **"naturaleza invisible"**

Todo lo que es visible proviene de lo invisible

Primero hay siempre una creación mental y luego una creación material. Todo aquello que usted crea o inventa conscientemente es siempre primero un pensamiento en su mente, una idea claramente formulada en su espíritu, antes de volverse una cosa objetiva o externa. Por ejemplo, la casa en que vivimos, el carro que dirigimos, el avión en que volamos, existieron primero, en la mente de alguien. El cuadro surge primero en la mente del pintor y la magnífica estatua que tanto contemplamos surgió primero en la mente del escultor, como una simple idea.

Lo que es visible a nuestros ojos (sillas y mesas, edificios, etc.) primeramente fue originado en la mente de su constructor, por eso decimos que lo visible proviene de lo invisible a los ojos físicos. La amistad es manifestación del Amor y el Amor no es visible a los ojos, solo vemos su manifestación. Por ello afirmamos que la Vida que anima el cuerpo también es invisible y solo vemos su manifestación a través de un cuerpo vivo; pero cuando esa Vida se retira decimos que el hombre murió. Todo lo visible a los ojos físicos es manifestación de un mundo invisible, siendo el mundo "físico" apenas su manifestación.

Sin embargo, si consideramos que lo invisible se manifiesta en lo visible, podemos afirmar también que siendo lo invisible de naturaleza espiritual, lo visible (que es su expresión) también es de naturaleza espiritual y nada está hecho de materia "sólida". Así, debemos considerar también el cuerpo físico como expresión del espíritu y verlo también como un cuerpo espiritual y no como simple masa material. Considerar nuestro cuerpo físico como cuerpo espiritual es renovar nuestra visión del mundo: "TODO ES ESPÍRITU NADA ES SIMPLE MATERIA"

"LO REAL ES LA VIDA QUE ANIMA EL CUERPO, EL CUERPO ES UNA EXPRESIÓN TEMPORAL DE LO REAL. LO REAL ES ETERNO Y EXISTE SIEMPRE, EL CUERPO ES TEMPORAL POR ESO ES FICTICIO. DE CONFUNDIR LO REAL CON LO FICTICIO PROVIENEN TODAS LAS INFELICIDADES"

Esdras Rasit

La visión espiritualista del mundo

Ahora querido lector, lo invito a penetrar a un mundo maravilloso que solo la visión espiritualista le puede dar.

Nacer en espíritu, significa dejar de considerarse mera masa material y comprender que somos existencias espirituales. Es comprender que el cuerpo carnal, así como es, no es un cúmulo de materia y si un cuerpo espiritual pues como vimos, nada está hecho de materia. **Pero nacer en espíritu es ir aún más allá y comprender que nuestro Yo Real no es ese cuerpo carnal destinado a morir y desintegrarse, y ver que en realidad somos Chispas Divinas hechas a imagen y semejanza del Creador,** que el cuerpo carnal no pasa de ser una simple vestimenta que usamos y dejaremos de usar un día. Cuando concientizamos y despertamos a nuestra Naturaleza Divina se dice que nuestra alma alcanzó la "salvación".

Nuestro origen es Dios, siendo así, nuestra esencia es Divina. Cuando afirmamos: **"no soy yo quien vive, sino que Cristo es quien vive",** negamos lo efímero y afirmamos lo Eterno, negamos la materia y afirmamos el Espíritu. Así es como el siguiente trecho bíblico puede entenderse:

"...más si con el Espíritu hacéis morir las obras del cuerpo, viviréis". (Rom. 8-13) Es así que el Espíritu (Cristo) reemplaza a la conciencia del hombre carnal (obras del cuerpo)

Vea todo como espíritu, nada está hecho de simple materia

Respondió Jesús:

"Lo que ha nacido de la carne, carne es, pero lo que ha nacido del espíritu es espíritu. Por lo tanto, no te

extrañes que haya dicho; es necesario nacer otra
vez" (Juan 3, 6 – 7)

"Nacer en espíritu" requiere que demos un giro de 180 grados en la concepción del mundo y de la vida.

Al comprender que nada está hecho de materia sentiremos que todo cuanto nos rodea es manifestación del espíritu de amor y empezaremos a experimentar que estamos rodeados por dádivas llenas de vida y sentiremos espontáneamente **gratitud** por todo cuanto nos rodea considerándolos **gracias espirituales.** Por ejemplo al apreciar y palpar una mesa percibiremos que en ella están manifestados el esfuerzo, la dedicación y la inteligencia (conocimientos) de quienes lo confeccionaron, verá que esa mesa no es simple materia, sino la cristalización de esa vida, amor e inteligencia de quienes lo confeccionaron empezando por el carpintero que trabajó con dedicación, los ayudantes que pusieron su empeño y el esfuerzo juntamente con los carpinteros, en fin; una serie de personas cuya vitalidad, dedicación e inteligencia plasmaron esa mesa que está en frente suyo. ¿Simple materia?, ¡no! Pero, ¿De dónde provienen esa vitalidad e inteligencia con que esos hombres hicieron posible esa mesa?

Dejo la respuesta a usted querido lector y me uno a su conclusión. Claro que existe una Inteligencia Superior de donde provienen todas esas virtudes, el hombre no es más que un canal por donde fluyen ese AMOR, ESA VITALIDAD y ESA INTELIGENCIA SUPREMA. Por eso repetimos, NADA ESTA HECHO DE SIMPLE MATERIA.

Cuenta la Biblia que había un hombre entre los Fariseos, llamado Nicodemo que le dijo a Jesús:

"Maestro, sabemos que fuiste enviado por Dios como Rabí, porque nadie puede hacer estos milagros si Dios no estuviera con él. Jesús le respondió: En verdad, en verdad te digo que no puede ver el reino de Dios, sino aquel que nace de nuevo. Y Nicodemo contestó: ¿Cómo puede un hombre nacer siendo viejo? ¿Puede acaso entrar por segunda vez en el vientre de su madre, y nacer? (Juan Cap. 3,1-4).

Como vemos Nicodemo representa a las personas de visión materialista que **aun creyendo en Dios, creen que el hombre es un simple cuerpo carnal** y es por ello, que no entiende como un hombre puede nacer de nuevo y ver el reino de Dios. **Jesús se refería al renacimiento espiritual donde abrimos los ojos del espíritu y comprendemos que este mundo no es simple materia** y que nosotros no somos simples cuerpos materiales; en otro pasaje de la Biblia cuando Jesús afirmó: "No solo de pan vive el hombre" dejaba claro que tenemos otra naturaleza que se alimenta de "alimentos" espirituales.

Todo será conforme creemos

Si nuestra mente imagina y teme el "mal", se proyectará el "mal"; si imagina el bien, se proyectará el bien. Si teme la enfermedad atraerá la enfermedad es decir que **"todo será conforme nuestra fe (creencia)"** como enseñó Cristo. ¿Cuál es nuestra fe o creencia? Si cree que está sufriendo un castigo divino así se hará. Si cree que existe la mala suerte ésta lo perseguirá. Si cree que su enfermedad se está agravando así será; si cree que algo mejor vendrá, así se hará. Si cree que es hijo del pecado no podrá salir del pecado. Si cree que es Hijo de Dios en Espíritu ese Hijo de Dios se manifestará desde su interior y lo libertará.

"SEA HECHO CONFORME TU FE" es **una ley de la mente** que concretiza todas nuestras creencias (conceptos, ideas, temores, convicciones, etc.). De allí la necesidad de tener ideas correctas acerca de Dios y de la Vida. Asegúrese de cultivar pensamientos y sentimientos correctos y tendrá una vida feliz.

En el inconsciente reside una fuerza creadora

Nuestro inconsciente o llamado también subconsciente, es un "reservorio" donde se depositan todos nuestros pensamientos ya sean correctos o incorrectos, es decir, positivos o negativos; y este subconsciente es conocido también como la mente de los hábitos, es decir, graba los pensamientos que constantemente pensamos y crea hábitos o conductas en nuestra vida, conduciendo nuestro destino en la dirección trazada por nuestros pensamientos. Por ello se afirma que, **"El hombre es aquello que piensa"**. Amigo lector si queremos tener un buen destino, habituemos a nuestra mente a pensar solo cosas positivas, no permitamos que asalten nuestra mente los ladrones de felicidad, es decir ideas, conceptos y creencias equivocadas, pues nuestro inconsciente tiene el poder de concretizar todas nuestras convicciones. No existe el azar, nuestro destino es obra de nuestros pensamientos. La tendencia a tener malos pensamientos es simplemente porque estamos habituados a pensar negativamente y este hábito está grabado en nuestro inconsciente, para cambiar esto, basta adquirir un buen hábito: **El de pensar positivamente.**

Si nuestro inconsciente está impregnado de pensamientos positivos se dice que estamos poseídos por el espíritu de "bien" y, si, por el contrario, en nuestro inconsciente pululan pensamientos y sentimientos negativos se dice que estamos poseídos por el espíritu del "mal". Generalmente, los espíritus llamados "endemoniados, lunáticos, etc.", del que habla la Biblia, no es más que el alma de seres humanos que vivieron y "murieron" con creencias erróneas, que siguen manteniendo en el plano espiritual y que muchas veces interfieren en seres humanos con cuerpo físico cuya mente sintoniza y atrae estos espíritus por la ley mental de **atracción de los semejantes;** es decir, si en nuestra mente hay desarmonía, tristeza, odio y toda serie de creencias erróneas podemos sintonizar con tales espíritus y ser influenciados por ellos; pero aún estos espíritus pueden encontrar la "salvación" conociendo la Verdad.

Como vemos el "mal" no es más que el incorrecto uso del pensamiento. Si usted creyera por ejemplo que existe una fuerza negativa independiente de sus pensamientos que le induce al mal, buscará culpar a otras fuerzas de lo que le ocurre y no podrá ser dueño de su destino.

Dios nos dio libre albedrío y eso significa que podemos usar libremente nuestro pensamiento sea incorrectamente o correctamente, nosotros decidimos en lo que pensamos constantemente, y eso atraemos o en ello nos convertimos. Antiguamente, no se conocía la palabra inconsciente o subconsciente de la actual psicología y se hacía referencia de ello con la palabra "corazón"; y se afirmaba: "así como piensa en su corazón así es el hombre"

Como habituar a nuestra mente a pensar correctamente

Nosotros disciplinamos nuestra imaginación cuando pensamos en lo que es Verdadero, Bueno y Bello, la palabra "pensamos" aquí, se refiere también a "sentir lo que pensamos", porque lo Verdadero, Bueno y Bello son algo que debemos aprender a sentir desde el fondo de nuestro corazón (inconsciente). Este Mundo "físico" es como una tela donde vamos a pintar los más variados paisajes, esa tela es la mente y el pincel son los pensamientos. **Podemos pintar la enfermedad pensando en la enfermedad o podemos pintar la felicidad, pensando en la felicidad.**

Imaginar es crear primeramente en el mundo mental, luego por un principio natural esa creación mental se manifestará (proyectará) en la vida "física" (lienzo o pantalla) creando un cuadro (escena) de nuestra vida.

El Mundo de lo Verdadero, Bueno y Bello ya existe, es el **Mundo Ideal creado por Dios** nombrado por Cristo también como Reino de los Cielos; y si queremos que "la Voluntad de Dios sea hecha en la tierra como en el cielo" debemos sintonizar con el **Mundo Ideal** a través de nuestra aspiración por las cosas sublimes y elevadas del Espíritu.

Orar es comunicarse con Dios que es la Verdad, lo Bueno y lo Bello, es reconocer nuestra filiación Divina negando al hombre carnal, por eso Cristo enseñó: **"Niégate a ti mismo y sígueme"**. Negar al hombre carnal no significa aborrecer el cuerpo, y si, no considerarlo una real existencia, viéndolo apenas como una vestimenta temporal (instrumento) del Verdadero hombre hecho a Imagen y Semejanza de Dios. Por el contrario, si consideramos Real al hombre carnal, se convertirá en un verdadero obstáculo para nuestro "despertar espiritual" **Nosotros en realidad somos "un alma" que usa un cuerpo y no "un cuerpo" que tiene un alma.**

Para vencer el miedo

Por ejemplo, para hacer realidad en este mundo la Verdad de que en el Mundo Ideal (Reino de Dios) el hombre nada teme porque vive protegido por el Amor de Dios debemos mentalizar así:

"Dios es un Ser Omnipresente, es decir está en todas partes, y siendo Dios el Bien y el Amor absolutos, es imposible que algún "mal" me pueda acechar, en ÉL yo vivo, camino y tengo mi ser y siendo así, no tengo miedo."

Es importante mentalizar repetidas veces esta oración hasta que sea asimilada por el inconsciente y sintamos sus benéficos efectos. Cuando comprendemos que los pensamientos son por así decir "cosas" y que atraemos todo lo que imaginamos; entonces es ahí que comenzamos a pensar en forma constructiva. En la Biblia hay un trecho que nos recuerda esto que digo:

"Todo lo que es verdadero, todo lo que es noble, todo lo que es justo, todo lo que es puro, todo lo que es amable, todo lo que es de buen nombre, todo lo que es virtuoso y loable, es lo que debe ocupar nuestros pensamientos" (Filipenses 4:8)

Las creencias equivocadas producen infortunios

Creer que el mal existe produce resultados "catastróficos". La creencia en el "mal" produce temor y donde hay temor no hay tranquilidad. **La visión dualista** que considera **al bien y al mal confrontándose** produce este temor, no en vano la Biblia dice que las infelicidades del hombre comenzaron cuando **"comió del fruto del conocimiento del bien y el mal".**

La oscuridad parece oponerse a la luz, pero cuando se presenta la luz la oscuridad simplemente desaparece sin oponer resistencia alguna. De igual manera cuando los **pensamientos correctos** iluminan nuestra mente, desaparecen todos los males. La moderna psicología ha comprobado que todo lo vivido y escuchado en nuestra niñez afecta decididamente nuestra vida de adultos. Historias de terror, las imágenes de personajes como brujas, demonios, etc. tiene como resultado personas adultas inseguras y temerosas.

El mal no es más que la ausencia del bien; así como la enfermedad es la ausencia de la salud. Pero cuando la salud se manifiesta plena, la enfermedad desaparece, de esta manera es como desaparecen las tinieblas cuando es encendida la luz. Albert Einsten dijo: "La oscuridad no existe, es solo ausencia de la luz"

Según el principio de la **manifestación de las creencias** todo lo que pensamos toma forma en este mundo. En el Segundo Capítulo vimos como las personas del grupo de enfermos que creían que su mal era porque "fueron abandonados por Dios" o que "sufrían un castigo Divino", murieron muchas más personas que los del grupo que no tenían estas creencias. Así la humanidad, por desconocer que el pensamiento y las palabras toman forma, cree por creer y sufre las consecuencias y luego culpa a Dios o al destino de su infortunio.

El azar no existe

El azar (la casualidad) no existe, todo ocurre en nuestra vida según nuestras creencias (convicciones y temores). La creencia en el azar hace que muchas personas odien, maldigan y sufran pensando que por circunstancias casuales fueron heridas o perjudicadas por terceros y por ello odian a otras personas. Nada más lamentable pues es nuestra mente la que atrae esos infortunios. Si tenemos una mente que hiere o critica (juzga) a los demás, también seremos heridos o criticados. Si tenemos pensamientos violentos atraeremos la violencia. Si nos lamentamos de la vida atraeremos más hechos que lamentar. Si perjudicamos a los demás tarde o temprano seremos perjudicados también.

En esta vida cosechamos lo que sembramos por eso no hay razón para odiar o rechazar a alguien creyéndonos víctimas de las circunstancias. Aun lo que pensamos de los alimentos tomará forma en nuestra vida. Cristo dijo: **"No es lo que entra en la boca lo** que contamina al hombre; más lo que sale de la boca esto contamina al hombre... Porque del corazón salen los malos pensamientos. Estas cosas son que contaminan al hombre; pero el comer con las manos sin lavar no contamina al hombre" (Mateo 15,11-19-20)

Lo que sale de la boca son las ideas (pensamientos) expresadas verbalmente, estas ideas se sustentan en nuestras creencias. Si por ejemplo pensamos o decimos. "Comer palta (o aguacate) me hace daño", y si esa creencia estuviera arraigada en el inconsciente, entonces siempre que comamos palta nos hará daño. Conozco un amigo que cada vez que se resfría, sana comiendo helados, y también usted conocerá personas que tienen temor a tomar bebidas heladas. ¿Por qué a unas no les hace daño y a otras sí?, la respuesta está en las creencias arraigadas en el inconsciente. Por eso, si una persona tiene temor de tomar bebidas heladas, es mejor que no lo haga, pues ese temor revela la creencia de su inconsciente. Cristo dijo también **"al que cree todo le es posible"** (Marcos 9, 23). Podemos decir que hay dos tipos de fe o creencia: **la fe o creencia que da poder para que la "materia" nos domine y la fe o creencia que nos hace dueños y señores de la "materia".** La primera parte del principio de que este mundo está hecho de simple "materia" y que la "materia" existe. La segunda parte de la verdad de que el mundo que llamamos "material" es simplemente proyección de nuestros pensamientos, es decir que la "materia" y la idea es "cara y sello" de una misma "cosa" (sustancia espiritual).

La materia es energía condensada, es el pensamiento concretizado. Por eso controlando la mente podemos controlar la materia. Nos parece estar viendo algo material, pero en verdad es algo inmaterial con forma, esto es, pensamiento condensado.

EL SENTIMIENTO DE GRATITUD UNE AL CIELO CON LA TIERRA

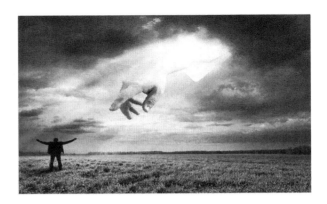

CAPÍTULO IV

GRATITUD PARA TENER SALUD

La gratitud establece la armonía entre el Cielo y la Tierra

El sentimiento de gratitud es un estado de ánimo que genera de por sí, satisfacción y felicidad permanentes con relación a todas las personas y cosas. Esa sensación de sentirse pleno y grato por todo nos lleva a la armonía, consecuentemente nuestro organismo refleja esa armonía en forma de salud y bienestar haciendo que todo mejore. El sentimiento de gratitud puede curar cualquier enfermedad. Basta cultivar ese sentimiento todos los días hasta que sea hábito.

El sentimiento de gratitud nos abre "los ojos" del espíritu y vemos transformarse el mundo que creíamos hecho de simple y fría materia en un mundo espiritual maravilloso donde todo trabaja para nuestro bienestar. Aun las infelicidades aparentes serán dignas de gratitud porque veremos "detrás" de ellas el advenimiento de la felicidad y porque aprendimos a ESPERAR LO MEJOR detrás de todo acontecimiento.

Para el sentimiento de gratitud el "mal" no existe. Todo aquello que parece "mal" es algo que en verdad está contribuyendo a nuestro crecimiento y mejoramiento. "Gracias, muchas gracias" esas palabras "mágicas" dichas del fondo del corazón operarán maravillas en usted, repítalas constantemente durante el día. Si supiéramos agradecer a todo de modo natural y dócilmente ya no tendremos necesidad de herir a los demás, ni quejarnos del ambiente, ni herimos a nosotros mismos.

El sentimiento de gratitud restablecerá el equilibrio funcional de su organismo **por la alegría y contento permanente que produce** a quienes lo practican, aumentando sorprendentemente sus defensas orgánicas, activando la circulación de la sangre en todo su organismo, haciéndose inmune a las infecciones, y recuperando sus energías por el aumento de la Fuerza Vital que restablecerá su salud.

La gratitud es un sentimiento de alta frecuencia. Es primordial entender el principio de que somos energía y que esta se mueve en ondas, o sea en vibración. Estas vibraciones pueden ser de alta frecuencia o de baja frecuencia. No hay términos intermedios. O vibramos en una frecuencia alta o lo hacemos en una frecuencia baja, las dos en simultáneo es una acción imposible de llevarse a cabo.

Podemos ser una persona muy inteligente, pero si vibramos en bajas frecuencias, porque estamos envueltos en sentimientos negativos de miedo, resentimiento, inseguridad, frustración y tristeza, es eso lo que irradiamos hacia afuera. En consecuencia, comenzaremos a atraer hacia nuestra vida, cosas que sintonizan con una frecuencia baja, porque estamos vibrando en esa frecuencia. ¡Esto es algo fundamental que debemos concientizar y tener siempre en cuenta!

Para lograr buenos resultados es bueno tener presente que debemos agradecer del fondo del corazón y no de forma monótona. Al ir agradeciendo continuamente poco a poco empezaremos a sentir emociones bellas, que a su vez mejoraran nuestro destino.

Agradeciendo desaparecen los Infortunios

Cuando ocurre una infelicidad quiere decir que el **acúmulo de pensamientos y sentimientos negativos** acumulados en el inconsciente, se ha manifestado en esa forma y que una vez que su **fuerza inercial se agote** desaparecerá dando paso al bienestar, así como una tormenta que se precipita y luego da paso a un clima sereno y tranquilo. Cuando ocurre una infelicidad **en primer lugar no debemos sentir temor** y si gratitud, porque ese "sufrimiento" es una manera de extinguirse los pensamientos y sentimientos negativos acumulados. **En segundo lugar, no debemos retener en nuestra mente esa infelicidad considerándola real,** luchando contra ella. **En vez de eso debemos** fijar nuestra atención en nuestro **Ser Real (Cristo Interno)** y afirmar que cualquiera que sea el infortunio nuestra Naturaleza Divina está a salvo y no es alcanzada por esa infelicidad en ninguna manera, y de este modo sin albergar temor, debemos llenarnos de sentimiento de gratitud por esa Verdad trascendente.

Si, por el contrario, nos atemorizamos y contrariamos, estaremos sembrando más semillas de infelicidad creyendo que el "mal" existe, y nos puede hacer daño. Si es así, esta creencia formará más tumulto en nuestra mente y hará difícil que la infelicidad, sea esta enfermedad o mal destino, desaparezca pues todo lo que se teme se concretiza. **Por eso aquí el Sentimiento de Gratitud es de vital importancia;** pues cuando se agradece a todo y a todos viendo solo el bien, nuestra alma se serena y siente felicidad aun en medio de la adversidad y esta paz interior con toda certeza, se terminará manifestando también en nuestro mundo exterior. **Diga "gracias "a toda hora.**

Ejercicios para serenar la mente

Se llama "desintegración del pecado" al hecho de destruirse la situación enfermiza manifestada en el cuerpo con un aparente "agravamiento de la enfermedad". Es decir, cuando de pronto aumenta la tos, fiebre y otros síntomas como si la enfermedad se agravase, eso significa que vendrá luego la mejora y por ello no debemos alarmarnos y esperar agradecidos

Las ideas erróneas (pecados) acumulados desaparecen o desintegran junto con los acontecimientos de infortunio, por eso debemos mantener la mente serena y feliz para no seguir creando nuevos infortunios. **Los sentimientos opuestos a la** gratitud son la insatisfacción, los sentimientos rebeldes, el descontento, la cólera, los resentimientos, los celos, la envidia, etc. Estos sentimientos desarmonizan la mente del hombre y esta mente desarmoniosa hará que surjan más acontecimientos desarmoniosos, formándose un círculo vicioso. En cambio, la práctica de la gratitud crea un estado de armonía aún frente al más infeliz de los acontecimientos y como resultado de ese sentimiento de armonía se manifestará en el mundo exterior esa armonía, como su reflejo.

Recuerde, cualquiera que sea la infelicidad no debe odiar ni maldecir su infelicidad, agradezca, cierre los ojos y mentalice: **"Esto también pasará, esto también pasará. Con esto que se está manifestando se están extinguiendo el acúmulo de pensamientos y sentimientos negativos que están en mi mente y todo irá a mejorar con certeza. Esta circunstancia me hará crecer espiritualmente. Muchas gracias, muchas gracias. En el Mundo Ideal creado por Dios no existe el "mal" en ninguna forma y esto que parece un "mal" hará que se manifieste la gloria de Dios muchas gracias, muchas gracias".**

Mentalice así, repetidas veces con los ojos cerrados, o lea esa oración varias veces, siempre que se sienta invadido por el temor o la inquietud al observar los fenómenos del mundo exterior. **Agradezca las situaciones "adversas" como preanuncio de algo mejor**, agradézcalas del fondo del corazón y no deje para nada que su mente se turbe, si **agradece así, dócil y pacientemente,** todo irá a mejorar con certeza. Si, por el contrario, Ud. se desespera y se angustia, agrava la situación, pues ese estado mental negativo solo puede producir efectos contrarios. Por lo tanto, apreciado lector agradezca, agradezca desde el fondo de su corazón **en todo momento durante todo el día.**

Cultivando el hábito de la gratitud

Si queremos llevar una vida de permanente felicidad libre de infortunios debemos habituarnos a mantener el sentimiento de gratitud todos los días de nuestra vida. El sentimiento de gratitud no sólo es panacea para la salud, sino que es el mejor "escudo" contra la infelicidad que produce la "inercia del pecado" es decir rompe el círculo vicioso: "pecado-infelicidad-pecado". Por ello querido lector experimente usted mismo la maravillosa vida que produce el sentimiento de gratitud. **¿Qué significa la inercia "pecado-infelicidad – pecado?** Significa que los pensamientos negativos se acumulan en el subconsciente y luego de un tiempo se manifiestan o expresan en forma de enfermedades y desdichas. Así un cáncer por ejemplo es el resultado de haberse acumulado sentimientos de rencor e insatisfacción en relación a personas o hechos. Así está el caso de una persona iracunda que poco a poco va sembrando el germen de un ataque cerebral o cardiaco.

Al despertar, agradezca el nuevo día, sienta gratitud por un día más de vida y salude a sus familiares o compañeros con una sonrisa y repita mentalmente: **"Muchas gracias por existir, gracias a ustedes no me siento solo, tengo con quien conversar; ¡Qué maravilloso es saber que ustedes existen! ¡Muchas gracias!"**

Agradezca la enfermedad como preanuncio de algo mejor y porque también gracias a ella usted está descubriendo una nueva forma de vivir y por fin tiene tiempo para reflexionar y pensar en las cosas importantes de la vida.

Agradezca los síntomas (tos, hemorragia, fiebre, dolor, diarrea, etc.) de esa enfermedad pues estos síntomas no son en sí la enfermedad, sino reacciones curativas de su cuerpo que busca la curación expulsando y eliminando las sustancias tóxicas del organismo. Si usted mantiene la gratitud y la calma su organismo cesará los síntomas en el momento adecuado. Pero si al contrario se alarma y asusta los síntomas no cesarán.

Cuando tenga por ejemplo acceso de tos piense: **"Es gracias a esta tos que estoy eliminando impurezas de mi cuerpo y pronto mejoraré, gracias tos, gracias tos. Muchas gracias, fuerza vital que produces esta tos para que yo mejore, muchas gracias".** Así agradezca a la fuerza vital.

Mantenga el sentimiento de gratitud durante todo el día, agradeciendo constantemente a todos los síntomas reconociéndolos como portadores de Salud y aliados que trabajan para su recuperación. **De esta manera, usted mantendrá la calma y paz interiores que se reflejarán en su cuerpo haciendo que su fuerza Vital se manifieste vigorosamente.** Recuerde el miedo inhibe sus defensas, mientras que la gratitud y la alegría las aumentan.

Agradezca a los médicos y enfermeros considerándolos ángeles de la guarda que velan por usted y sonríales cada vez que lo visiten recibiéndoles con un sincero "muchas gracias"

Despertando a un Nuevo Mundo

Amigo lector: No importan el estado ni el nombre de la enfermedad que usted padezca en este momento, renazca espiritualmente, siéntase un ser bendecido y amado por Dios, sienta que en verdad todo trabaja para su bien nada sucede en verdad para perjudicarlo, no existe nadie que usted odie o que lo odie, usted no tiene enemigos; usted agradece al cielo y a la tierra con gran sentimiento y comprende que todo son dádivas generosas de Dios, nada es simple materia fría, todo en verdad canta alabanzas al Creador. Contemple ese alrededor y sienta con el espíritu que todo está lleno de rebosante vida. Detrás de cualquier apariencia de mal, existe el bien, la enfermedad no es más que una nube que encubre la salud que está dentro. Esa nube es la cristalización de los pensamientos y sentimientos enfermizos del pasado. Solo existe el bien, solo existe Dios en todo lugar. Usted ama a todo y todos los seres lo aman y usted agradece, gracias, gracias, vea... ¡solo está rodeado de gracias! **(Detenga aquí la lectura y reflexione sobre este trecho).**

En cualquier hecho podemos encontrar motivos de alegría. Cuando llueve en vez de decir "que mal tiempo", digamos: "Qué bueno que está lloviendo así se limpia la atmósfera de la polución". No hay nada inútil en este mundo **todo es digno de gratitud.**

Agradezca a sus Padres

Honra a tu padre y a tu madre, para que tus días se alarguen en la tierra... (Éxodo 20-12)

Si no sentimos profunda gratitud a nuestros padres nunca podremos ser felices de verdad. Los padres, aunque no hayan vivido con nosotros son **la "puerta" por donde entramos al mundo,** son **"nuestro origen"** en este mundo. Renegar de nuestro origen es renegar de nosotros mismos. **Quien siente indiferencia o rencor por sus padres es como si maldijera su nacimiento, es no amarse a sí mismo.** Este sentimiento de no amarse por renegar de nuestro origen (nuestros padres) es un sentimiento autodestructivo y es causa de muchas infelicidades. **Yo no conozco a nadie que me diga que es feliz y que a la vez odie a sus padres.** Alguna vez me dijeron: "mi padre me abandonó de niño y por eso no puedo amarlo ni agradecerle". Quien juzga así a sus padres comete un gran error. Es imposible saber cuánto dolor sintió ese padre al momento de dejar a sus hijos. Cualquiera sea su situación, NO LOS JUZGUE. Conozco el caso de una mujer, que, una vez fue entrevistada en la televisión y que tuvo una hija producto de una violación, esta hija ya joven dijo a la reportera: **"perdono a mi padre y quisiera conocerlo, pues gracias él pude nacer para acompañar y cuidar de mi madre"** como se ve, aún en ese caso se puede agradecer. Esa joven agradecía solo el hecho de haber nacido gracias AL PADRE QUE NUNCA CONOCIÓ. Quien no se reconcilia con sus padres no está en armonía con el *TODO*. Nadie, querido lector lo amará en este mundo como sus padres. Debemos mucho a nuestros padres. **Haga la siguiente práctica:**

Cierre los ojos y recuerde su infancia e imagine cuando era un bebé indefenso que de no haber sido por el amor de sus padres no hubiera sobrevivido de niño ni un día siquiera. Recuerde su niñez donde el amor de sus padres fue la mejor protección contra el frio, el hambre, la soledad. Recuerde su juventud y piense cuantas veces ofendió e hizo llorar a sus padres; sus palabras hirientes, su actitud arrogante, fue un puñal en el corazón de sus padres. Repita ahora conmigo ¡gracias papá!, ¡Gracias mamá! Perdónenme por mi ingratitud y por todo lo que les hice sufrir. Prometo de ahora en adelante cambiar mi actitud ¡papá perdóname! ¡Mamá perdóname!

Sienta arrepentimiento sincero y agradezca a sus padres. Si no están en este mundo no importa, ellos viven en el mundo espiritual y recibirán las vibraciones de gratitud y se alegraran y usted mismo será feliz. **Haga este ejercicio todos los días:**

Echado o sentado, póngase cómodo y visualice cerrando los ojos los momentos felices que vivió con sus padres y agradezca. Luego visualice cuantas veces usted les faltó y **arrepiéntase hasta derramar lágrimas y pida perdón mentalmente.** Ahora agradezca durante 5 minutos repitiendo: "gracias papá, gracias mamá". Todos los días, realice esta práctica recordando diversas facetas de su vida y propóngase vivir agradeciendo todos los días de su vida al amor de sus padres. **Aunque agradezca toda su vida, nunca será suficiente** para compensar el inmenso amor de sus padres. Estamos en deuda con ellos, quien no paga la deuda es un deudor, es un ingrato que no puede ser feliz por más que lo quiera. Quien no ama y agradece a sus padres es porque se odia a sí mismo y el odio como vimos es un sentimiento autodestructivo.

Alguien podrá retrucar diciendo: "Yo ni conocí a mis padres porque ellos me abandonaron de niño", no sabemos realmente que pasó, pero el simple hecho de que usted está ahora leyendo este libro es prueba de que ellos le permitieron vivir (no hicieron aborto) y solo por eso agradezca y perdone y perdónese. Así el perdón liberará su subconsciente de culpa y rencor y podrá agradecer y ser feliz.

Gracias papá, gracias mamá, por más que lo repita, nunca será suficiente, por lo tanto, hágalo con sentimiento profundo todos los días de su vida. (veinte veces al despertar y veinte antes de dormir para no olvidar)

La fuerza vital auto-curadora del organismo se **inhibe de actuar enérgicamente cuando sentimientos negativos como la ingratitud y el rencor bloquean el flujo de esta energía** y así la persona se hace proclive a la enfermedad y al envejecimiento precoz.

El amor de nuestros padres es el amor de Dios manifestado, a través de ellos. Quien no ve y siente a Dios en sus padres no puede ver ni sentir a Dios en ninguna parte, y su vida será como el desierto y una sensación de infelicidad siempre lo acompañará. Renacer espiritualmente empieza armonizándose con nuestros padres. Si usted quiere hacer fluir **vigorosamente** la **fuerza vital** restauradora de la salud, tiene ahora la magnífica oportunidad de hacerlo, el mandamiento "HONRA A TU PADRE Y TU MADRE" tiene gran significado.

Según la medicina psicosomática, generalmente, la drogadicción, *y* algunos tipos de tuberculosis pulmonar tienen su origen en un profundo odio o resentimiento a los padres, **cuando trate con una persona adicta a las drogas por ejemplo usted** verificará que casi todos ellos están distanciados y resentidos con sus padres. Pero no es que sea castigo de Dios el que sufran esas consecuencias, como vimos el odio inhibe las defensas del organismo o provoca en el inconsciente un deseo de autodestrucción pues al renegarse del "origen" (padres) se reniega de sí mismo y las drogas son una forma de auto-eliminarse. Karl Meninnger, el psiquiatra norteamericano autor del libro "El hombre contra sí mismo" explica y da ejemplos patéticos comprobados de este sentimiento autodestructivo que genera el inconsciente humano.

La insatisfacción y el descontento son enemigos de la salud

Reclamar de la comida, vivir amargado y descontento con las personas, son enemigos de su salud. **Si Ud. vive pesimista con la cara seria o molesta difícilmente podrá recuperar la salud.** Hay personas que solo viven reclamando y nunca agradeciendo, para ellos todo es sombrío y nada les causa contento; personas así, están enclaustradas en una celda mental y son incapaces de reconocer las infinitas dádivas que reciben, son como el avestruz que mete la cabeza en un hoyo y mira todo oscuro, pero afuera el sol está brillando. Saque la cabeza de ese hoyo, amigo lector, y empiece a agradecer todo lo bueno que recibió. Por ejemplo, si Ud. tiene una pierna o brazo paralizados o enyesados, agradezca al otro brazo o pierna que si funciona bien; si un oído no escucha perfectamente, agradezca al otro que si escucha; y si ambos no escuchan agradezca a sus ojos que, si ven, practique el siguiente ejercicio todos los días:

- Gracias cuerpo mío, gracias a ti puedo vivir en este mundo, perdona mi ingratitud, ahora veo cuanto me haces falta que seas saludable **te pido perdón por no agradecerte antes, cuando eras saludable.** Por mantener pensamientos sombríos perjudiqué mi salud, pero hoy quiero agradecerte parte por parte (tocándose con las manos cada parte)

- Gracias cabellos por cubrir mi cabeza, muchas gracias.

- Gracias ojos que me permiten ver, muchas gracias.

- Gracias nariz que me permites respirar, muchas gracias.

- Y así agradezca todas las partes de su cabeza.

- Luego agradezca su tronco y órganos internos:

- Gracias estómago e intestinos que realizan la digestión, muchas gracias.

- Gracias hígado, gracias corazón, etc., y termine agradeciendo hasta sus extremidades parte por parte.

Siéntase grato con su cuerpo y reconcíliese con él. **Las personas no valoramos lo que tenemos hasta que nos percatamos que algo nos falta y eso es un gran error.** Si queremos vivir siempre felices y saludables debemos cultivar todos los días el sentimiento de gratitud y **arrepentirnos por no haber agradecido antes cuando teníamos salud.**

Agradezcamos los alimentos no como simple materia sino como la **cristalización de las dádivas del cielo** que llegan en forma de alimentos y comiendo despacio y masticando bien sienta alegría de recibir esas bendiciones. Mientras mastica los alimentos puede agradecer a todo. Agradezca en una oración antes de comer.

Agradezca y armonícese con las personas

"La ingratitud es como la sequía que mata el Amor y la Vida"

En la visión espiritualista no existe una línea divisoria entre yo y los "demás". Todos constituimos espiritualmente una sola Vida, tenemos un mismo origen (Dios) y estamos unidos por lazos espirituales. Así como los dedos que parecen independientes en realidad están unidos en la palma, así estamos unidos en el plano de lo invisible. Por eso, odiar a "otro" es odiarse a sí mismo, es no comprender que somos vidas inseparables. Si creemos que alguien nos hizo una maldad y vivimos remordiendo eso, no seremos felices. A través de la visión optimista usted será capaz de agradecer todo como el preanuncio de algo mejor.

Todas las personas alojan dentro de sí, su Naturaleza Divina, su Cristo Interior, mire ese Cristo interno y agradezca, trascienda las imperfecciones externas y concientice su Imagen Divina y afirme mentalmente: **"Esta persona es maravillosa, si creo que es mala persona es un error de mi mente, en verdad dentro de ella se aloja Cristo. Muchas gracias, muchas gracias"**

Agradezca a todas las personas, **agradezca a sus benefactores, quienes lo ayudaron alguna vez y a las cuales les debe favores,** a sus amigos, familiares, vecinos y principalmente a sus padres.

Agradezca hasta que sienta emoción de agradecer, caso contrario será un agradecimiento de la boca para afuera, superficial y no será un sentimiento genuino. Recuerde: **Si no existe gratitud** por las personas, **no está armonizada** con ellas. Solo está armonizado quien siente gratitud. El rencor solo puede ser anulado por la gratitud.

Agradezca a los objetos y los acontecimientos

Agradezca siempre todo lo que usa y le rodea por ejemplo mentalice así:

Gracias a esta casa que me cobija
Gracias a estos muebles que me sirven
Estoy rodeado de bendiciones ¡Muchas Gracias!

Recorra mentalmente o si puede físicamente los compartimientos de su casa y sienta gratitud por todo lo que le rodea. Todo es cristalización espiritual, son dádivas del cielo que le sirven. **Cuando algo ya no le** "sirva" y debe echarlo a la basura, no se olvide de agradecer el servicio que le prestó y con unas muchas gracias, de corazón, deposítelo en el tacho. Agradezca y bendiga los alimentos, nunca los ingiera sin primero observarlos, sentir su aroma y agradecer que hoy también el cielo le provee de alimentos. Los alimentos son cristalizaciones espirituales del Amor que sustenta la Vida no son meros aglomerados materiales que compramos con nuestro dinero. **Agradezca el aire que respira, no podríamos vivir ni cinco minutos sin él. Debemos agradecer al aire, así como agradecemos a los alimentos. Cuando percibimos la necesidad de agradecer a los beneficios del aire lógicamente notaremos cuantas cosas dignas de agradecimiento existen a nuestro alrededor.**

Si usted abre los ojos de su espíritu verá y sentirá todo de otra forma, experimentará una felicidad casi nunca vivida y usted no necesitará irse al "más allá" para vivir en el Paraíso Terrestre pleno de alegría.

Agradezca todos los acontecimientos, no olvide de esperar lo mejor detrás de una aparente dificultad. Mentalice **"Por algo mejor será"** siempre que se depare con un incidente que no le agrade. Junte las manos y agradezca a Dios que está **dentro** de usted y que nunca lo dejó solo, apenas soñaba que estaba solo. Dios es Amor y el Amor nunca lo abandona.

Una persona que sufría de taquicardia de origen nervioso y que vivía con pavor por las palpitaciones se curó fácilmente, cuando dirigió su mente al lado positivo de todo y repitió la siguiente frase: ¡Gracias a los latidos de mi corazón, mi sangre está circulando. ¡Muchas gracias! De este hecho yo fui testigo y lo cuento más adelante con detalles.

Hernán Villacriz Aguilar

La gratitud atrae más hechos dignos de gratitud

La mente agradecida, que agradece y agradece porque siente que siempre estuvo envuelto en dádivas incontables genera alegría y armonía aumentando la producción de glóbulos blancos y otras defensas. Su salud solo irá a mejorar día a día, créalo, es así de fácil y es con ese ardiente deseo que escribo estas líneas para usted.

Agradezca a su cónyuge, pues entre casi ocho mil millones de personas de este mundo apareció una para usted. **Su cónyuge y usted son un solo ser,** por ello, lo que sienta o piense uno, se reflejará en el otro. **Recuerde solo las cosas positivas** que vivieron juntos y solo hable esas vivencias felices, **para nada hable o recuerde de cosas o hechos negativos.**

Si usted es casado, su pareja seguramente estará a su lado como un ángel velando por usted, pida perdón por su **ingratitud y dígale un sincero ¡muchas gracias por existir!, ¡Te amo!**

Las enfermedades que más aparecen como consecuencia de la desarmonía conyugal son las que afectan la región del pecho y los órganos genito-urinarios. Si Ud. y su pareja han acumulado resentimientos es necesario limpiar ese inconsciente con un sincero arrepentimiento y perdonar hasta sentir profunda gratitud por su pareja. Aproveche para hacer una reflexión y haga la oración del perdón del Capítulo II. Hasta que sienta que desapareció el resentimiento. He sido testigo de parejas que vivían en desarmonía y una de ellos tenía cáncer y se curó cuando empezó a agradecer a su conjugue desde el fondo del corazón.

Haga feliz a los que lo rodean, transmítales este nuevo estado de ánimo que está experimentando, dígales que se siente feliz. Haga feliz a los demás, no los entristezca con sus lamentos. Hágalo y más felicidad sentirá; lleve aliento y paz a donde vaya, no olvide que una simple sonrisa alegra el mundo, sonría, transmita estas enseñanzas y extinga el sufrimiento de los demás, hay una bienaventuranza que dice: **"Bienaventurados los pacificadores, porque ellos serán llamados hijos de Dios" (Mateo 5,9)** Pacificar es tranquilizar el alma angustiada de las personas a través de la Verdad. La Gratitud sana el alma y como consecuencia sana el cuerpo que es su reflejo. Agradezca y renazca en espíritu y, todo se transformará a su alrededor, todo le parecerá más luminoso, más alegre, escuchará el canto de los pajaritos de otra forma, abrirá los ojos y mirando al cielo exclamará ¡Gracias Dios!

Agradeciendo lo invisible

"No se ve bien sino con el corazón.
Lo esencial es invisible a los ojos"

Antoine de Saint-Exupéry

Agradecer solo las cosas por su forma exterior no es suficiente para mantener un espíritu de gratitud permanente, es necesario agradecer las dádivas invisibles que están dentro de los hechos o cosas. Por ejemplo, detrás de un regalo que nos hace alguien está el amor que siente por nosotros, el amor es invisible y apenas se expresa en forma de regalo; **es a ese amor que debemos sentirnos gratos.** Cuando alguien le ofrece un remedio agradezca el amor que esa persona siente por usted al querer sanarla, **es ese amor el que cura más que el remedio.** Detrás de la belleza de unas flores está el amor de Dios que la hace florecer, eso es ver con los ojos del espíritu, es renacer en espíritu y ver el Reino de Dios aquí y ahora. Usted no vive con su propia fuerza, **usted no hace nada para que su corazón esté latiendo,** usted "usa" esa vida, pero no vive por su fuerza, esa fuerza que lo hace vivir a usted, me hace vivir a mí, no nos pertenece, sintámonos gratos de recibirla y exclame: **¡gracias Dios por hacerme vivir!** Cuando se sufre una herida, nosotros solo ayudamos a la naturaleza a que haga su labor de restaurar los tejidos, pero nosotros no podemos hacer que se cierre la herida, es la **fuerza vital** la que cierra la herida y es necesario sentir gratitud a esa fuerza vital que generosa restaura nuestro cuerpo todos los días.

Agradezcamos lo invisible y profundizando en ese mundo invisible encontraremos incontables dádivas que no sabíamos que nos fueron dados desde un principio.

La salud está brillando dentro de usted

El poder que hizo el cuerpo también puede curarlo

Al desconocer que Cristo vive en nuestro interior, muchas personas no se agradecen ni se respetan a sí mismas. Por ello viven en **"des-gracia"** y son infelices. Por esa razón, enfermamos desconociendo que la fuente de la curación está en nuestro interior. Debemos tomar conciencia primeramente de nuestro Dios interior (Cristo interno) que es el Hijo de Dios alojado en el hombre y reverenciar y agradecer a esa Naturaleza Divina que es nuestro verdadero Ser Espiritual. Luego paulatinamente reverenciar y agradecer al Dios-padre que alojó ese Cristo en nuestro interior. Las palabras de Jesús "nadie va al Padre si no es a través del Hijo" tiene ese significado.

Dios nos creó a su imagen y semejanza, por lo tanto, ya somos plenamente saludables, Dios es espíritu por ello también somos espíritu, no somos un simple cuerpo carnal que envejece y muere, somos la vida de Dios que anima ese cuerpo y esa vida es saludable desde un principio. La enfermedad es apenas una nube de pensamientos engañosos que cubren esa vida saludable que tenemos dentro. Sienta gratitud a esa salud que ya existe en su interior independientemente del aparente estado enfermizo del cuerpo físico. Así la fuerza vital brotará enérgicamente de su interior y curará toda dolencia, **haga el siguiente ejercicio:**

Póngase cómodo, respire lenta y profundamente unas cuantas veces, luego con la mente serena, visualice su **Cristo interior** como un ser de luz y amor. Sienta que esa es su verdadera naturaleza exactamente como Dios lo creó y repita varias veces muchas gracias, muchas gracias. Luego sienta durante unos minutos que su **Ser Verdadero** no es el cuerpo físico y si un ser luminoso plenamente saludable y mentalice:

¡Soy saludable, soy saludable! ¡Soy saludable!
Muchas gracias, muchas gracias.
¡Mi naturaleza verdadera es divina y
todo ya me fue dado desde un principio, No soy yo,
es Cristo que aquí vive ¡Gracias, Muchas gracias!

Haga siempre todos los días este ejercicio durante unos 10 a 15 minutos y verá como mejora su salud. Se sorprenderá. Meditar así sobre nuestra Naturaleza Divina hará que nuestro Cristo interior se exteriorice en forma de salud y felicidad. Así como los pensamientos y sentimientos negativos producen toxinas e inhiben las defensas. Los pensamientos y sentimientos positivos purifican el organismo y aumentan las defensas. Por los tanto, practique estos ejercicios con plena confianza.

Agradezca a las raíces de su familia

"Olvidar nuestros ancestros
es convertirnos en un
riachuelo sin inicio o en un
árbol sin raíces"

Proverbio Chino

Con una visión materialista del mundo, así creamos en Dios, esta visión producirá indiferencia con relación a nuestros ancestros. ¿Visita usted la tumba de sus padres o abuelos? Y lo que es más importante,

¿Realiza misas u oraciones a sus almas? Si no lo hace es porque no comprende que nuestra vida es la continuidad de la vida de nuestros ancestros, así como las hojas y ramas nuevas son la continuidad del tronco y las raíces de un árbol.

La continuidad de la VIDA DEL ALMA después de la muerte del cuerpo solo puede ser puesto en duda por quien es presa de la visión materialista. Según el diccionario alma es el elemento espiritual del ser humano capaz de entender, querer y sentir. El alma es diferente del cuerpo físico y es una expresión del Espíritu (Cristo interno), esa alma de nuestros ancestros vive en el mundo espiritual y no han "muerto" como algunos piensan. Para quien renace espiritualmente le será fácil intuir su existencia y su estrecha influencia en los "vivos" de la tierra. Pero para quien está aprisionado en una visión materialista (así crea en Dios) le será imposible concebir y mucho menos intuir y sentir la vida después de la muerte del cuerpo físico y pensará que los muertos, muertos están.

¿Por qué penan las almas?

Usted querido lector habrá tenido la oportunidad de escuchar o vivenciar alguna experiencia referente a que las almas penan, si penan podemos deducir que muchas almas están "sufriendo", principalmente las que "murieron con alguna enfermedad" dolorosa; y por tener la conciencia de que solo eran cuerpo físico continúan sufriendo en el plano espiritual y enviando vibraciones de auxilio a sus parientes de la tierra, por ello es muy importante realizar oración a sus almas transmitiéndoles las verdades como las explicadas en este libró, a fin de tranquilizarlas y permitirles despertar espiritualmente a la Verdad de que el ser humano no es cuerpo físico y si un Ser divino y que las enfermedades que "padecen" son ilusorias pues ya no tienen cuerpo carnal.

Comprendiendo que el cuerpo físico es una "extensión" o reflejo de la mente, será fácil entender que todo lo que padece el cuerpo físico es en realidad padecido por la mente (alma). Si el cuerpo ríe, al estar alegre la mente; entonces, el cuerpo "duele" cuando duele la mente. Es por ello que las almas al abandonar su cuerpo físico pueden seguir sufriendo, ya que la "mente" es la propia alma.

Por ello iluminar su vida transmitiéndoles las grandes Verdades y orando por su felicidad es importante para mejorar el destino de todos. Tengo un pariente que sufría de tiroides y mareos constantes que sanó luego que visitaron la tumba de sus abuelos abandonada hace mucho. Él se quedó sorprendido de cómo había una relación estrecha de su dolencia con sus parientes del mundo espiritual.

Usted recibió de sus ancestros no solo la herencia genética, que lo hacen físicamente parecidos a sus abuelos, sino que también recibió todo el amor acumulado que sus padres recibieron de ellos, es decir; si nuestros padres no hubiesen sido criados con amor y esmero por nuestros abuelos, nosotros no podríamos haber nacido. **Nuestros ancestros son nuestras raíces y raíces que no son regadas con oración y gratitud producen una vida estéril** y desértica como un árbol que se seca por falta de agua.

Si usted renace a una visión espiritualista, comprenderá que las almas de sus ancestros continúan vivos y unidos a usted con lazos espirituales y que ellos se esfuerzan en protegerlo y oran por su felicidad; **y que usted, les debe respeto y gratitud constante** y debe orar para ellos a fin de que despierten espiritualmente y sean "salvos". Si una visión materialista se apodera de usted será indiferente con ellos y creerá que ya no importan pues no están más en este mundo creyendo que el hombre es un simple cuerpo físico sin alma.

Anote en un calendario las fechas del fallecimiento de sus padres o abuelos y visite esas fechas sus restos, celébreles una misa anual de agradecimiento y ore para sus almas con frecuencia. Le aseguro que usted renacerá como las ramas de un árbol seco que recibe agua en sus raíces y todo mejorará para usted, no solo su salud, sino su destino. Sentirá alegría y contento en su corazón y usted estará protegido por sus ancestros que como ángeles de la guarda velaran por su felicidad.

También debemos agradecer a los pioneros y antepasados de nuestro país, pues es gracias a ellos que tenemos una "Patria" donde vivir. Muchos de ellos dieron la vida para que nosotros heredásemos una patria libre donde podemos vivir con derechos y libertad. "Prospera aquel que ama a su patria y a sus pioneros y gestores de la nación en que vivimos", reza un proverbio oriental.

Comprométase con una vida que valga la pena vivir

Hay personas que se vuelven agradecidas solo un tiempo, recuperan la salud y luego olvidan agradecer constantemente a las personas, situaciones o sucesos. Esa ingratitud los hace egoístas y se aíslan del Todo y vuelven a sufrir infelicidades. Por ello usted debe proponerse a sí mismo y comprometerse con Dios que habita en su interior, a vivir a partir de ahora una vida que valga la pena de ser vivida. Prométase que transmitirá este nuevo estado de espíritu, basado en la gratitud, a toda persona que le rodea y practique actos de amor transmitiendo una nueva forma de vivir con alegría y gratitud.

Prométase que no más llevará tristezas a sus familiares, que siempre sonreirá y los tratará con bondad. Difunda esta nueva forma de vivir en gratitud permanentemente y así no será ingrato con el hecho de haber recibido estas enseñanzas y recuperado la salud.

"Dios sabe de qué cosas tenéis necesidad aún antes de que lo pidáis". (Mateo 6.8)

Dios sabe que necesitamos por ello ya hizo brillar la salud en nuestro interior, basta que reconozcamos esa salud y nos sintamos agradecidos de poseerla.

Retome a una vida provechosa, renacido en espíritu y decida divulgar esta verdad a todos los enfermos que encuentre (aún a pesar de no considerarse totalmente curado), pues el acto de Amor que es querer ayudar a que otros se salven completará la total cura que usted ansia. Nadie logra vivir por sí solo, al nacer recibimos el cuerpo de nuestros padres, y al crecer a lo largo de los años recibimos una infinidad de cuidados y favores de nuestros familiares y de los demás, por ello, retribuyamos ese amor.

Realice algún "trabajo" en señal de gratitud a la Vida; puede ser limpiar el cuarto, tender la cama, regar las plantas, escribir una carta de aliento para alguien, en fin, algún trabajo por amor y gratitud. Si no puede moverse, ore por la felicidad de alguien.

NO OLVIDE: "La Salud del Cuerpo es resultado de la armonía"; armonícese con todo y con todos a través del Sentimiento de Gratitud.

Recuerde Siempre

- Al despertarse agradezca y bendiga el nuevo día.

- Al saludar a sus familiares sonría y agradezca su compañía.

- Agradezca a sus padres y ancestros todos los días y ore por ellos.

- Al comer o beber, bendiga y agradezca los alimentos.

- Al bañarse o asearse bendiga y agradezca su cuerpo.

- Agradezca a su Fuerza Vital por restaurar su cuerpo todos los días.

■ Al mirarse al espejo sonría siempre y agradezca su existencia.

■ Agradezca lo invisible, a su Cristo Interior que es la salud y que ya está brillando en su interior.

CONSEJOS PRÁCTICOS

• Si Ud. padece algún mal de difícil cura, no se desespere, cultive el sentimiento de gratitud por todo, **repita de corazón tres veces al día, durante una hora cada vez, las palabras: "Muchas Gracias"** (Si se trata de cáncer u otra enfermedad "difícil", esta práctica es importante)

• Nunca se olvide de controlar su fisonomía, debe estar risueña y serena, jamás seria o adusta

• Sonría y ría a carcajadas siempre que pueda. Recupere o adquiera el sentido del humor. Trate de hacer reír a los demás. Regáleles una sonrisa.

• Practique todos los días algún acto de bondad o amor, por ejemplo, puede orar por la felicidad de otras personas.

• Cierre los ojos y contemple todos los días su **"Cristo Interior"** conforme fue indicado en este capítulo.

- Propóngase que, al recuperar la salud, vivirá una vida diferente a la de antes con un propósito útil al mundo y cúmplalo.

- Si usted ya logró resultados, difunda esta forma de recuperar la salud al mayor número de personas en **señal de gratitud.**

Espiritualice su Vida

Si usted logró su recuperación, las siguientes prácticas le servirán para espiritualizar su vida a fin de que cultive siempre el Sentimiento de Gratitud, mantenga así la armonía y viva siempre feliz y saludable.

Al despertar junte las palmas reverencie al nuevo día, agradezca y mentalice: **"Gracias Dios por este nuevo día, sé que protegido por tu Bondad y Orientado por tu Sabiduría todo me irá bien. Protege y orienta mis pasos para aprovechar bien este día. Muchas gracias, Muchas gracias"**

Y en seguida agradezca a papá y a mamá. (unas 20 varias veces)

Junte las manos y reverencie todo cuanto le rodea, sienta gratitud y afirme: **"Este será un magnífico día"** así levántese animado y feliz. Siempre que pueda reverencie la Naturaleza Divina de todos *y* de todo. Sonría y láncese entusiasta al nuevo día. usted andará protegido por la Providencia Divina que es el Todo de Todo, pues la **gratitud** lo hará sintonizar con su Infinito Amor y nada malo le ocurrirá.

A fin de hacer hábito y no olvidarse de agradecer siempre a todas las personas, cosas y situaciones en nuestra vida es bueno aprovechar las actividades cotidianas del día a día y agradecer siempre. A continuación, damos algunos ejemplos prácticos.

Al momento de enjabonarse, mentalice: **"Gracias templo de Dios, yo te bendigo, tú siempre serás saludable, tú funcionas plenamente, gracias, muchas gracias"**. Luego cuando se enjuague mentalice: **"Gracias papá, gracias mamá por este cuerpo que me proporcionaron"** así repita varias veces mientras se enjuaga. La cabeza es la parte superior de nuestro cuerpo y representa a nuestros superiores entre ellos nuestros ancestros por ello al lavarse la cabeza mentalice o verbalice lo siguiente: **"Muchas gracias, queridos ancestros, yo les agradezco Muchas gracias, Muchas gracias"**.

Finalmente, al secarse el cuerpo con la toalla bendiga su cuerpo así: **"Tú eres un instrumento divino, eres cuerpo espiritual por eso no enfermas ni envejeces"** Al asearse los dientes agradezca mentalmente a todos los miembros de su familia empezando por su cónyuge, luego sus hijos y demás familiares y al peinar sus cabellos hágalo a sus padres y **suegros diciendo:** "Gracias papá, gracias mamá, gracias suegros, ustedes también son mis padres, muchas gracias"

Siempre que se vea al espejo sonría y mentalice: **"Gracias papá, gracias mamá, en mi rostro los veo reflejados a ustedes Muchas gracias"**. Así nunca olvidará de agradecer a sus padres pues al ver su rostro recordará que ellos viven en su imagen pues genéticamente usted se parece a ellos, esta práctica es muy importante. Nunca olvide que el cuerpo que tenemos nos fue proporcionado a través de nuestros padres y ancestros y es un maravilloso legado que nos es muy útil en este mundo.

Siempre que arregle o limpie su habitación o casa agradezca los objetos no como simples aglomerados u objetos materiales, sino como maravillosas dádivas llenas de vida que le sirven. Así por ejemplo al tender su cama mentalice: **"Gracias Dios por este lecho de descanso"** y enseguida agradezca, los cobertores, sábanas, etc. Al barrer su habitación o casa si es casado(a) bendiga diciendo: **"Este es un hogar de Hijos de Dios por eso está repleto de paz, salud y prosperidad, Muchas gracias, Muchas gracias"** usted debe saber que las palabras de bendición atraen felicidad y concretizan el reino de Dios en la tierra. Antes de dormir agradezca todo lo vivido en el día mentalizando: **"Gracias Dios-Padre por este maravilloso día, aprendí y recibí mucho, gracias por Su Amor y Protección, gracias, gracias"**

Cuando se sirve los alimentos puede bendecirlos así: **"Dios-Padre-Madre. Muchas gracias por estos alimentos que son maravillosas dádivas de Amor, gracias al cielo y a la tierra que generosos nos los proporcionan y gracias al amor de las personas que lo prepararon y lo sirven Muchas gracias"**

"Regocíjense siempre. Con relación a todo, den gracias" (1 Tesalonicenses 5:16, 18).

La Verdad nos hace Libres

Vivimos en deuda con el Universo, todos los días recibimos gracias que ni las percibimos. Si, solo la gratitud por todo y por todos, nos abre los ojos del Espíritu para ver las gracias invisibles que son incontables y abundantes. Es bueno agradecer siempre a Dios, pero si no agradecemos también sus dádivas reconociéndolas como portadoras de Vitalidad, Amor y Sabiduría no estaremos en plena armonía con Él, porque **Dios es el todo de todo,** es omnipresente es decir está **en todo y en todos,** entonces agradecer sus dádivas es también agradecerle a Él.

Agradezcamos a las personas que viven con nosotros reverenciando su Naturaleza Divina (Cristo Interior). Todas las cosas tienen origen Divino por eso este mundo es un Mundo Espiritual y no material. Si lo vemos como mundo de simple materia la gratitud será pequeña y superficial. Solo si vemos el mundo como Espíritu sentiremos profunda gratitud. Como vimos, la materia no existe, nada está hecho de materia, abramos los "ojos" y agradezcamos al hecho de vivir en un Mundo Espiritual.

El reino de Dios querido lector, no es un mundo que está lejos es un mundo que está bien cerca **"dentro de nosotros". Cristo lo afirmó así: "El reino de los cielos está dentro de vosotros" Lucas: 17-20-25**

Sin embargo, lo que más debemos agradecer es el hecho de Ser Hijos de Dios, pues esta Verdad engloba lo más Supremo para el Hombre. Ser Hijo de Dios es ser heredero de las Virtudes de Dios. El Hijo de Dios no es

Hernán Villacriz Aguilar

el efímero cuerpo carnal, el Hijo de Dios es la Vida que anima a ese cuerpo y esa vida es eterna **y** perfecta, cuando Cristo nos exhortó a **"Ser perfectos como nuestro Padre es perfecto en los cielos" (Mateo 5,48),** se refería al Hijo de Dios que llevamos dentro y que se conoce como **"Voz de la Conciencia".** Por eso agradecer el hecho de que en esencia somos Hijos de Dios es la máxima manifestación de gratitud. Por ello agradezca siempre el hecho de usted ser Hijo de Dios mire con el Espíritu esta Verdad, concientice esta Verdad, y esta Verdad lo libertará.

El apóstol Juan, **en el Capítulo 11 versículo 52 afirmó que la misión de Jesús era "congregar en uno solo a los hijos de Dios que estaban dispersos".** Dejando claro de que todos somos hijos de Dios y somos Uno en Cristo que es nuestra Naturaleza Divina.

Por lo tanto, querido lector agradezca del fondo de su corazón el hecho de comprender que su verdadera naturaleza es Divina, junte sus manos reverencie su Naturaleza Divina (Cristo interior) y reverencie la Naturaleza Divina del Universo (Padre Universal)

"Dad gracias en todo, porque esta es la voluntad de Dios para con vosotros en Cristo..."

Tesalonicenses 5:18

CAPÍTULO V

TÚ PUEDES CURARTE

NO IMPORTA LA GRAVEDAD DE TU DOLENCIA

Dentro de nosotros existe una fantástica fuerza vital que está adormecida y debemos despertarla agradeciéndole diariamente. Cuando se agradece a esa fuerza maravillosa, esta se manifiesta con más vigor. Esa fuerza vital cura todas las dolencias, es el "médico interior" que sana no solo heridas, sino que corrige los trastornos físicos.

En este capítulo primero presento opiniones de profesionales e investigaciones actuales de la ciencia respecto a los beneficios de la Gratitud y luego en seguida en el siguiente capítulo, una serie de relatos verídicos de personas que sanaron de dolencias muchas de ellas consideradas "incurables" por la ciencia.

¿Sabes en qué frecuencia vibras?

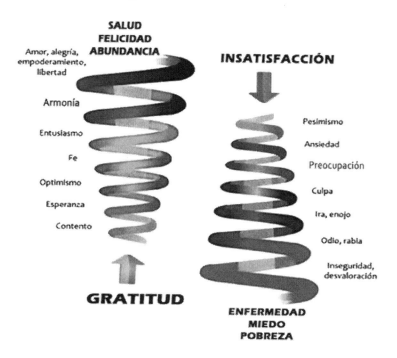

La Cura a través de la Gratitud

Amigo lector, si no somos conscientes ni capaces de sentir gratitud por lo que ya hay, ¿cómo puede llegar más a nuestras vidas si lo que hay no somos capaces de apreciarlo? Busquemos siempre razones para agradecer no solo las cosas visibles, sino también las invisibles.

Si percibimos que estamos vibrando en una frecuencia baja y queremos salir de esa vibración ¿Cómo podemos pasar de esa frecuencia baja y comenzar a vibrar en una frecuencia alta?

Tal vez, en este preciso momento, no se pueda evitar el sentirse triste, estresado, ansioso, frustrado, pero si somos seres creadores, significa que tenemos las herramientas necesarias que nos permitirán cambiar nuestras emociones, que son las que nos traen esas frecuencias bajas con las que estamos sintonizados. Por eso, ¡esas frecuencias las podemos cambiar!

Esto no quiere decir que el motivo que dio origen a la emoción que estamos sintiendo se ha resuelto, pero tenemos a la mano una herramienta con la que deliberadamente, podemos aumentar la frecuencia, que antes era baja. Al subir la frecuencia, con seguridad la solución al problema, que dio origen a esas emociones, llegará. Podemos elevar nuestra frecuencia y elevarnos a otras esferas de paz y dicha.

Y ese instrumento magnífico y poderoso se llama:

¡Gratitud!

La inercia repetitiva del pecado

Se dice INERCIA REPETITIVA DEL PECADO a la tendencia que tienen las personas a repetir los mismos errores una y otra vez. Por ejemplo, hay quien se lamente: "No puedo con mi genio, siempre exploto en rabia, ¿Cuándo cambiaré? O tiene reflexiones como: "siempre me sucede esto porque será que tengo mala suerte?

¿Ya le pasó eso alguna vez o con frecuencia apreciado lector? Esa inercia del pecado arrastra a las personas y las esclaviza al pecado, es decir nos impele a cometer el mismo error una y otra vez. Ahora también algunos hablan de Destinos familiares donde se analiza del porqué, las familias, tienen un destino semejante, repitiendo el mismo circulo vicioso. Por ejemplo, se da el caso en que la abuela es "madre soltera" y la hija y la nieta corren el mismo destino. A eso también se le podría decir "inercia del destino familiar"

El apóstol Pablo le llama a esa tendencia de "vendido al pecado" él dice en **Romanos 7 14- 15: "porque sabemos que la ley es espiritual; más yo soy carnal, vendido al pecado. Porque lo que hago, no lo entiendo; pues no hago lo que quiero, sino lo que aborrezco, eso hago"** Como vemos Pablo se lamenta del no poder controlar su cuerpo que lo arrastra al pecado de repetir lo "que no quiere"

Esa inercia del pecado es conocida en oriente como trasmigración del carma. Carma es una forma de referirse a la ley de Causa y efecto, donde cada acción tiene su respectiva consecuencia.

Luego el apóstol Pablo agrega: en Romanos 7 16: "Pero si hago lo que no quiero, con eso reconozco que la Ley es buena. 17 pero entonces, no soy yo quien hace eso, sino el pecado que reside en mí, 18 porque sé que nada bueno hay en mí, es decir, en mi carne. En efecto, el deseo de hacer el bien está a mi alcance, pero no el realizarlo. 19 **y así, no hago el bien que quiero, sino el mal que no quiero. 20 pero cuando hago lo que no quiero, no soy yo quien lo hace, sino el pecado que reside en mí"**

Como vemos este asunto de la inercia del pecado viene siendo tratado desde antes en la Biblia por el apóstol Pablo y es la situación actual de la humanidad que es arrastrada por esa fuerza ciega impeliéndole a repetir los mismos errores. Esa inercia del pecado es una fuerza ciega y no hay forma de salir de ella sino a través de un renacimiento espiritual, distinguiendo "el falso yo" carnal del "verdadero Yo" espiritual tal como el apóstol Pablo lo hace. En Romanos cap. 7 21 él continúa: "De esa manera, vengo a descubrir esta ley: queriendo hacer el bien, se me presenta el mal. 22 **Porque de acuerdo con el hombre interior, me complazco en la Ley de Dios**, 23 pero observo que **hay en mis miembros (cuerpo carnal)** otra ley que lucha contra la ley de mi espíritu y me ata a la ley del pecado que está en mis miembros"

Y luego se lamenta: "24 ¡Ay de mí! **¿Quién podrá librarme de este cuerpo que me lleva a la muerte?"** En este trecho de la Biblia vemos que Pablo descubre al **"Hombre interior" y lo diferencia del "falso yo"** (carnal) Esta diferenciación es clave para salir de la inercia del pecado. Y es descubrir a ese "Hombre interior" que es el Hijo de Dios que habita en nosotros y que no es carnal sino es espíritu. Cuando comprendemos esta Verdad se dice que hemos renacido o "vuelto a nacer" como le explicó Jesús a Nicodemo cuando le dijo que era necesario "Volver a nacer"

La armonía se establece cuando se Agradece

En la obra "La Verdad de la Vida" el ilustre filósofo profesor Masaharu Taniguchi explica magistralmente este trecho bíblico y los invito a leer esa obra y profundizar esa Verdad. En esta obra se explica de que, para renacer espiritualmente, es necesario substituir el falso yo, por el verdadero Yo, y cuando se cometa un error en vez de recriminarse diciendo "siempre cometo este error" debemos reflexionar: **"este error fue cometido por mi falso yo que no es hijo de Dios y por eso yo rechazo ese falso yo, que comete pecados y renazco a mi "Yo verdadero" que es espíritu perfecto y que no comete errores como este.** Pensando así debemos dejar de recriminarnos y renacer como hijos de Dios. Diferenciando así lo falso de lo verdadero (la paja, del trigo)

Así como la Biblia, hay obras realmente inspiradas y creo que la colección "La Verdad de la Vida" es una de ellas. Pensar que Dios dejó de hablarle a la humanidad hace más de dos mil años es lo mismo que pensar que Dios se olvidó del hombre. Dios sigue revelando enseñanzas a la humanidad porque nunca la deja sola. En la obra en mención, también se explica **como la Gratitud tiene un efecto "disolvente" de la "inercia del pecado",** es decir **cuando agradecemos, anulamos la "inercia del pecado"** Por ejemplo alguien que sufra de unos dolores constantemente, si se pone a agradecer a esos dolores en vez de reclamar , estos irán perdiendo su fuerza de reactivarse pues la gratitud hace que dejemos de "luchar" con ellos y de "reconocerlos" como enemigos, así hacemos que esa fuerza ciega se vaya extinguiendo y desparezca por completo, de allí que la gratitud tiene una fuerza liberadora de la inercia del pecado o fuerza del carma como le llaman algunos.

Por ello agradecer es un camino de liberación espiritual que nos conecta con lo divino. El agradecimiento nos conduce hacia lo divino y realmente podremos conocer un mundo maravilloso del que nos hablaron los grandes santos y líderes espirituales. ¡La gratitud trae el cielo a la tierra!.

En la obra "La Verdad de la Vida hay una Revelación que dice así:

"Agradece a todas las personas. Agradece a todas las cosas del cielo y la tierra. Solamente dentro de este sentimiento de Gratitud es que podrás verme y recibir mi salvación"

Revelación Divina

"La Verdad de la Vida Vol. 1 Folio 5

(Masaharu Taniguchi)

Según se desprende de esta Revelación nos armonizamos con el Universo solo cuando agradecemos. Eso significa que cuando sienta que puede agradecer con un sincero "Muchas gracias", entonces quiere decir que usted está reconciliado con todo y con todos y la Armonía del Universo se instalará en usted y solo podrá sanar.

Haga una reflexión, **¿aún continua con insatisfacción en relación a alguien o a algo?** Reflexione si siente gratitud por su conjugue, por sus hermanos, hijos, padres, suegros colegas del trabajo, vecinos, jefes o subalternos. Si hay quien todavía le causa incomodidad ponga en práctica todo lo que aquí le expliqué.

Usted ya sabe que el rencor, el resentimiento son opuestos a la salud. Son sabias las palabras de Jesús quien en **Mateo 5 23-24 dijo:" Si antes de llevar tus ofrendas al altar, te acuerdas de que tu hermano tiene algo contra ti, ande deja allí tu ofrenda y reconcíliate primero con tu hermano..."** Usted no puede conectarse con lo divino que es la fuente de todo Poder si antes no está en armonía.

Agradecer nos permite renacer en espíritu, nos permite ingresar a una Nueva Tierra y a un Nuevo Cielo que antes no percibíamos pero que estaba allí, delante de nosotros. Vivimos en un Universo repleto de dádivas y bendiciones, pero cuando la ingratitud se apodera de nosotros vivimos como en un desierto árido; pero si por agradecer, y hacer de ello una forma de vida, renacemos, pasaremos a vivir en un paraíso lleno de bendiciones y que, por la Ley de Atracción de los semejantes, nos traerá más y más bendiciones. De esto último, contaré en otro libro de cómo la gratitud aleja la pobreza y atrae la fortuna. ¡Muchas gracias!

Como ser agradecidos nos hace más sanos

Conclusión de una investigación realizada en la Escuela de Medicina de la Universidad de California, en San Diego, EE. UU.

ESA CONCLUSIÓN CIENTÍFICA DICE:

"Si hicieran falta más motivos para ser agradecidos, aquí citamos otro: **la gratitud no solo nos hace mejores personas, sino que además mejora la salud física y mental**".

Expresar agradecimiento puede ser una de las formas más simples de sentirse mejor, dice el informe. Y agrega: **"La gratitud ayuda a las personas a sentir emociones más positivas, disfrutar de buenas experiencias, enfrentar la adversidad y construir relaciones sólidas. Es lo que sabemos hasta ahora"**.

Según este informe, en los últimos años se han realizado varios estudios clínicos que van más allá de la psicología positiva y la relación entre la gratitud y una felicidad mayor y consistente. Ser agradecidos, dice, también ayuda a bajar la presión sanguínea, mejorar la defensa natural del cuerpo contra las infecciones y ayudar a dormir bien.

Una investigación realizada en la Escuela de Medicina de la Universidad de California, en San Diego, encontró que las personas que se sentían agradecidas tenían una mejor salud cardíaca y un ritmo cardíaco más saludable" (Así menciona dicho informe)

Luego agrega:

"Descubrimos que una mayor gratitud en ciertos pacientes se asociaba con un mejor estado de ánimo, mejor sueño, menos fatiga y niveles más bajos de biomarcadores inflamatorios relacionados con la salud cardíaca", explicó el autor principal Paul J. Mills, PhD, profesor de medicina familiar y salud pública"

Y finalmente concluye:

"Mediante pruebas psicológicas, los investigadores obtuvieron puntajes de gratitud y bienestar espiritual y los compararon con niveles de depresión, calidad del sueño, fatiga, auto eficiencia (creencia en la capacidad de uno para manejar una situación) y los niveles de inflamación, en esos pacientes. Concluyeron que el puntaje de gratitud más alto estaba asociado con un mejor estado de ánimo, un sueño de mayor calidad, más auto eficiencia y menos inflamación"

Las Personas Agradecidas tienden a ser Saludables y Felices

Dos psicólogos, el Dr. Robert A. Emmons de la Universidad de California, en Davis, y el Dr. Michael E. McCullough de la Universidad de Miami, realizaron varias investigaciones sobre la gratitud. En un estudio, pidieron a todos los participantes que escribieran algunas frases cada semana, enfocándose en temas personales.

Un grupo escribió sobre cosas que ocurrieron en la semana y por las cuales estaban agradecidos. Un segundo grupo escribió sobre malestares diarios o cosas que les había provocado algún disgusto, y el tercero escribió sobre hechos que los habían afectado, sin énfasis en que fueran positivos o negativos. **Después de 10 semanas, aquellos que escribieron sobre la gratitud fueron más optimistas, se sentían mejor acerca de sus vidas, fueron más activos y tuvieron menos visitas a los médicos** en comparación con aquellos que se enfocaron en la fuente de sus males.

Varios estudios en la última década han aportado evidencia de que las personas que conscientemente cuentan las cosas buenas recibidas tienden a ser más felices y estar menos deprimidas.

Richard Gunderman es profesor de medicina, artes liberales y filantropía en la Universidad de Indiana.

CNN LE HIZO UNA ENTREVISTA y entre otras cosas dijo:

"Como médico, he ayudado a cuidar a muchos pacientes y familias cuyas vidas han sido dañadas por enfermedades y lesiones graves.

En medio de tales catástrofes, puede ser difícil encontrar una causa para otra cosa que lamentar.

Las investigaciones muestran que las personas agradecidas tienden a ser saludables y felices. Exhiben niveles más bajos de estrés y depresión, lidian mejor con la adversidad y duermen mejor. Tienden a ser más felices y más satisfechos con la vida… Quizás cuando estamos más enfocados en las cosas buenas que disfrutamos en la vida, tenemos más por lo que vivir y tendemos a cuidarnos mejor a nosotros mismos y a los demás.

Un experimento que pidió a los participantes que escribieran y entregaran notas de agradecimiento encontró grandes aumentos en los niveles informados, de felicidad, un beneficio que duró todo un mes… Si pasamos nuestros días reflexionando sobre todo lo que ha ido mal y cuán oscuras aparecen las perspectivas para el futuro, nos podemos llevar a nosotros mismos a pensar en la miseria y el resentimiento.

Pero las razones para hacer del mundo un lugar mejor nunca deberían cegarnos ante las muchas cosas buenas que ya ofrece. ¿Cómo podemos ser compasivos y generosos si estamos obsesionados con la deficiencia? **Esto explica por qué el gran estadista romano**

Cicerón llamó a la gratitud no solo la mayor de las virtudes sino la "madre" de todas ellas. Así concluyó el profesor Richard Gunderman. (Gunderman, 2019)

La gratitud puede convertirse en una forma de vida, y al desarrollar el hábito simple de contar nuestras bendiciones, podemos mejorar el grado en que somos verdaderamente bendecidos.

Según un artículo de Harvard Mental Health Letter, **"la gratitud está íntimamente relacionada con la felicidad.** Quienes son agradecidos experimentan sentimientos más positivos, disfrutan de los buenos momentos, tienen mejor salud, enfrentan mejor las dificultades y forjan buenas amistades" (*)

(*) The Greater Good Science Center at the University of California, Berkeley; Bibliotheca Medical de los Estados Unidos. Institutos Nacionales de Salud; American Psychological Association: "A Grateful Heart is a Healthier Heart"; Harvard Mental Health Letter: "In praise of gratitude"

Agradecer es el camino no solo para ser feliz, sino para ser saludable. Y justamente en este libro he explicado como la ciencia lo demuestra y ahora a través de ejemplos, a través de casos reales, y vivencias personales también, daré testimonios de cómo ese sentimiento tiene un poder mágico, si, un poder mágico de transformar su vida.

Agradeciendo desaparecen las dolencias

Antes debo decir que el secreto está en saber generar esa gratitud, y saber que, (porque no estamos acostumbrados a agradecer), estamos acostumbrados más a reclamar, estamos acostumbrados a ver las razones por las cuales no estamos bien, y no ver que son muchísimas más las bendiciones. Eso se parece al ejemplo, con la ilustración del avestruz. Esta mete la cabeza en un hoyo y al meter en el hoyo mira todo oscuro, pero, sin embargo, su cuello y su cuerpo está recibiendo el sol más radiante. Pero la cabeza del avestruz está oculta, sus ojos están mirando solo la oscuridad. Así es el estado de ingratitud que a veces vivimos. A pesar de estar rodeado de infinidad de dádivas y bendiciones, nuestra mente se prende solamente a aspectos negativos y como el avestruz, todos metemos la cabeza en el hoyo de la ingratitud y oscurecemos todo en nuestra vida, y por eso es que nos cuesta ser gratos y tenemos que salir de esa situación. Y este libro explica justamente ese camino.

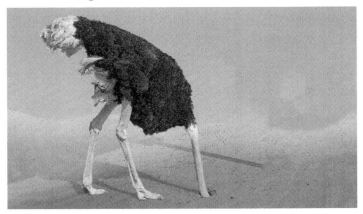

La ciencia nos dice que la por la vía neural, la gratitud estimula las vías cerebrales para la liberación de otra hormona llamada Oxitocina. La Oxitocina ", estimula el afecto, trae tranquilidad, reduce la ansiedad, el miedo y la fobia. **Ejercitar el sentimiento de la gratitud, disuelve el miedo, la angustia y los sentimientos de rabia.**

Este libro, es el fruto de la investigación y la práctica sincera de este sentimiento maravilloso que realmente tiene un poder fantástico. Es un poder incluso Místico el que te produce. Místico porque nos acerca a unas experiencias espirituales nunca antes imaginadas. Reza un proverbio: "Aprende a ser grato, camina con la gratitud, y encontrarás un paraíso en tu vida"

CAPÍTULO VI

HISTORIAS REALES DE PERSONAS QUE SE CURARON CON LA GRATITUD

MI EXPERIENCIA

Me encontraba de un momento a otro como en un callejón sin salida. Yo que siempre creí que estaba preparado para seguir una vida tranquila y ligera, sin mayores contratiempos. Había sido diagnosticado de un momento a otro de una dolencia llamada incurable. Sabía que las enfermedades son manifestaciones de los estados mentales y por ello consideré en un comienzo que todo iba a mejorar al tratar de serenarme y tranquilizar mi mente.

Sentía un gran dolor en el vientre, era un dolor insoportable que traté de resistir e incluso acepté algunos medicamentos para ese dolor de estómago, que algunos parientes me alcanzaron. Así pasaron 15 días de dolor interminable. Soy una persona que a lo largo de su vida a enfrentado desafíos y pruebas fuertes y me dije a mi mismo: "Esto también lo voy a superar". Conocía las leyes mentales y las causas psicosomáticas de los dolores, y por ello confiaba en superar este nuevo desafío.

Al pasar tres semanas sin ver ninguna mejora, tomé una decisión que consistió en aislarme totalmente trasladándome a otro lugar donde podría enfrentar solo, la situación, sin preocupar a mis familiares. Por auxilio de algunas personas amigas, tuve visitas esporádicas y fui convencido a ir a un laboratorio clínico y realizarme un análisis. Un amigo me dijo parece ser algún tipo de cáncer, lo que tienes, no quise escucharlo ya que el diagnóstico le fue dado primero a él y era el que recelaba; una dolencia incurable, que se había extendido por todo el estómago debido a que yo pasé 2 meses sin tratamiento médico y según se me dijo, "ya era tarde" para cualquier tratamiento"

En este libro cuento como años antes yo había recomendado practicar el sentimiento de gratitud, pues sabía de sus maravillosos efectos sobre a salud. Pero una cosa era observar como otras personas enfrentaron estas dolencias y ahora tenía que enfrentarlo yo mismo.

Habían pasado dos meses de interminable dolor y ya venía venir la muerte, cuando de pronto me dije: "A llegado la hora de poner en práctica todo o aprendido y enseñado. Ahora o nunca, o moriré en el intento". Agradecer era el único camino que observaba delante de mí. Revisé mis libros e investigué más sobre su efecto y formas de sentirlo.

Agradecer es algo mágico, produce una fuerza interior enorme, pero me sentía perdido ante un diagnóstico que me atormentaba y que el aceptar que había dejado pasar el tiempo sin buscar ayuda médica, me hacía sentir un tanto culpable como negligente. Pero a la vez había llegado la hora de poner en práctica todo lo aprendido. Yo profesaba una filosofía que enseña a encarar las dificultades con valentía y alegría. Empecé a dar buenas carcajadas y reía siempre que podía y eso me animaba.

Empecé a poner en práctica la gratitud desde el tercer mes de dolores intensos imparables del abdomen, no había un solo día en que no dejaba de dolerme, era insoportable y empecé a consolarme pensando que estaba purificando el alma con esos dolores y agradecía, y agradecí diariamente desde que amanecía. Recordé aquella frase que dice: "El momento más oscuro de la noche, es también el momento donde se acerca el amanecer"

Agradecía todo y a todos, repetía la palabra "Muchas gracias" a todo instante, recuerdo que agradecía incluso "el paso de un ratón y el paso de una cucaracha". Y me di cuenta de algo interesante; mientras me quedaba absorto agradeciendo olvidaba por ratos el dolor y eso me animaba a seguir. Recordé que cuando viví en el Brasil me enteré de una persona que se había curado de cáncer, y otra de VHS (Sida) agradeciendo diez mil veces al día durante tres meses. Esos relatos me daban fuerza y continué agradeciendo a punto que lloraba de emoción pues no había percibido que estaba rodeado de tantas "gracias". Recordé una sabia enseñanza de una Revelación Divina que decía "Solo dentro de este sentimiento de gratitud es que podrás verme y recibir mi salvación". Desde que amanecía me ponía a agradecer, mirándome al espejo hacía un esfuerzo para sonreír y dar unas buenas carcajadas y así, cada mañana despertaba mejor que la anterior, era como salir de un túnel y así, sané de aquella "dolencia terrible" gracias a la gratitud practicada durante tres meses.

Han pasado más de 10 años y ahora lo cuento en este libro con la sana intención de que sirva de motivación para todo lector que esté atravesando por difíciles momentos a causa de cualquier enfermedad que se considere "incurable" pues creo sinceramente que, para el sentimiento de Gratitud sincero, no hay nada imposible de develar.

Joven se cura de infección a los riñones practicando la gratitud

Cierta vez fui solicitado por una joven que me pidió ayudar a su hermana que estaba en cama, acometida por fuertes cólicos renales y cuyo diagnóstico había recomendado reposo absoluto durante 2 meses.

Empecé tranquilizándola y le pedí que mientras descansaba se llenara de gratitud por todo y por todos comenzando con sus padres y sintiera gratitud a su propia vida por el hecho de "existir". Mientras le leía unos versos sobre la reconciliación a través de la gratitud ella se quedó dormida.

Al despertar dijo que se sentía mejor, le recomendé que mantuviera ese sentimiento de gratitud todos los días. Al cabo de 7 días me visitaron contándome que esa dolencia que la había atormentado mucho tiempo había desaparecido por completo. La joven vivía resentida con sus suegros y según contó le era difícil sentir gratitud por ellos y recordó que la había orientado en el sentido de que **escribiera en una hoja de papel todo ese resentimiento** reclamándoles por escrito todo aquello que la había frustrado y por lo cual ella les sentía rencor y eso la ayudó porque una vez escrito todo eso quemó el papel haciendo una oración y dijo que se sintió tan aliviada que pudo con lágrimas agradecer a sus padres y empezó a mejorar rápidamente, Por ello, apreciado lector le recomiendo reconciliarse con sus padres o suegros, si no lo puede hacer, escriba en un papel todo ese sentimiento adverso hacia ellos y luego queme ese papel.

Se cura de cirrosis

En otra ocasión un familiar me visitó muy angustiado y preocupado porque había bajado de peso bruscamente, habiéndosele diagnosticado cirrosis en estado avanzado. Le pedí que llenara su mente con pensamientos de paz y perdón, se reconciliara con toda persona que sienta resentimiento **y sienta gratitud desde el fondo de su corazón por todo y por todos**. Le dije que Dios no había creado la enfermedad, por lo tanto, por más que esta pareciera existir no tenía existencia real. Al cabo de una semana me llamó para contarme que estaba recuperando y subía cada vez más de peso.

Al igual que al caso anterior, según me dijo agradecía a todo menos a sus padres por los cuales sentía un gran resentimiento, entonces le recomendé que escribiera en un papel todo ese "odio" y rencor acumulado a lo largo de los años y luego quemara ese papel haciendo una oración. Cuadro hizo eso se sintió aliviado y pudo agradecer a sus padres y pedir perdón por su ingratitud. Así sintió una mejoría notable hasta que se curó totalmente. Ahora él vive en una provincia del interior muy saludable y feliz.

Sana de la taquicardia agradeciendo a su corazón

Se trata de una señora de unos 75 años internada en el Hospital 2 de mayo en Lima Perú a quien visité en compañía de mi hermano que era médico de turno allí.

Esta señora debía ser operada del corazón debido a una insuficiencia cardiaca que le producía taquicardia según se me dijo. Me acerqué a dialogar con ella e intercambiamos algunas palabras y bromas con ella. Me tomó de la mano y me dijo que ya estaba cerca su partida, pero la animé y le dije que le iba a compartir un secreto que le devolvería un corazón de una quinceañera. ¿Ella sonrió y me dijo ¿cuál es ese secreto? Entonces le dije preguntándole. "¿Usted me dice que tiene 75 años verdad?, y dígame en esos 75 años ¿cuántas veces agradeció a su corazoncito por latir sin parar?" Ella se quedó en silencio un rato y me contestó, "¡nunca!" Ah, le dije, también en tono alegre y jovial "ese corazoncito está reclamando que usted le agradezca y por eso "zapatea" llamando su atención para que le dirija palabras de agradecimiento" Mi querida señora -le dije- Ud. puede curarse a sí misma, si agradece de corazón no solo a su corazón sino a todos sus demás órganos. Dígame ¿le duele el hígado, o los pulmones?, no, me decía ella, ¿ya ve?, tiene tantos órganos que le funcionan bien y usted está tan concentrada en su corazón, que tampoco le agradece.

¿He venido con mi hermano que es médico a traerle esperanza, le pido que pruebe dedicarse a agradecer a todo y a todos aquí en este hospital y a su corazón agradézcale mil veces al día? Usted verá como mejora porque ¿sabe qué? Agradeciendo usted va a sentir mucha alegría y esa gratitud la va a curar con certeza, Pruebe lo que digo, vamos sonría, y empiece a agradecer. **Uno entra en "desgracia" cuando no cuenta sus gracias**, y, las bendice con un ¡muchas gracias!

Por lo que me informaron, esta señora practicaba la gratitud, agradeciendo aun cuando le aplicaban inyecciones y dicen que cada vez se le veía más feliz a punto de alegrar a todos lo demás pacientes que estaban cerca Al final la dieron de alta sin necesidad de ser operada.

Se cura de cáncer al esófago incurable a través de la gratitud

Este caso está relatado en uno de los libros de la Saga "La Verdad de la Vida" de autoría del profesor Masaharu Taniguchi, y cuenta, el caso de un señor a quien los médicos le diagnosticaron un cáncer al esófago, ya incurable.

Según el relato, este señor, conoció la obra llamada "La Verdad de la Vida" y él lo leyó y se quedó impresionado, porque allí hablaba de que se "debía reconciliar con el cielo y la tierra a través del sentimiento de gratitud"

Al sentirse desahuciado por la medicina creyó que por lo menos agradeciendo a todo y a todos tendría una muerte más digna y así se puso a agradecer a todo cuanto le rodeaba. Empezó a repetir ¡Muchas gracias! ¡Muchas gracias!, durante la mayor parte del día.

Este señor agradecía no solo a los médicos y enfermeras, sino a la cama, a los platos, y a la comida. Agradecía a todas las personas PRONUNCIANDO ¡MUCHAS GRACIAS!, cuando de esta manera agradecía brotaba aún más sentimiento de gratitud y así vivió días tranquilos y llenos de optimismo por terminar sus días en paz. Probablemente, este señor juzgaba que la gratitud le estaba ayudando únicamente a perder el miedo a la muerte.

Al pasar los días notó que había empezado a dormir mejor y mejor, librándose del persistente insomnio. Al cabo de 15 días, le volvieron a sacar unas radiografías, **y el médico que lo atendía le comentó: "ayer vi sus últimas radiografías y extrañamente no hay rastros de la enfermedad. ¡El cáncer desapareció!"**

Este hecho nos muestra como el sentimiento de gratitud vuelve la mente serena, flexible y dócil reflejándose ese sentir en el cuerpo físico.

La milagrosa curación de tumor cerebral de Josephine

Hagan lo que hagan los sanadores o terapeutas, solo apoyan el proceso de curación natural o inherente a la persona.

KARL A. MENNINGER

Esta historia es contada por el psiquiatra norteamericano Karl A. Meninnger

"Pocas situaciones nos inducen tanto a revisar nuestra vida como hallarnos en peligro de muerte. Muchas personas, y entre ellas nuestros seres queridos, realmente comienzan a vivir y a valorar la vida el día que les diagnostican una enfermedad grave"

Eso fue lo que le ocurrió a Josephine, una mujer encantadora que me contó su estimulante historia hace unos años. Tenía 77 años cuando la conocí y hoy sigue siendo una de las personas más vitales que conozco. Es tal su amor y vitalidad que los ojos le brillan y da la impresión de que resplandece. Su historia comenzó cuando se acercaba a los sesenta años. Los médicos le diagnosticaron un tumor cerebral maligno y le propusieron intervenirla unos días después. Entretanto, la enviaron a casa y le recomendaron descanso. Ella cuenta:

"Esos tres días fueron los peores y al mismo tiempo los mejores de mi vida. Me sentaba en la mecedora del porche de atrás para oír cantar a los pájaros y repasar mi vida. **Sabía que de alguna manera mis frecuentes sentimientos de rabia y frustración y todas las veces que había tenido un comportamiento poco amable tenían que ver con lo que ahora me pasaba.** Reía y lloraba, y comprendí que los acontecimientos de mi vida que en el momento en que sucedieron me parecieron tan terribles, muchas veces habían sido beneficiosos para mí. Y así es como se me ocurrió pensar que tal vez, eso mismo sucedería con mi tumor."

Llamó a sus familiares y les pidió que la vinieran a ver. Mientras los esperaba, **le escribió una carta a cada uno agradeciéndoles todo el amor que le habían demostrado,** todos los atentos favores y los muchos regalos que le habían hecho a lo largo de los años. Ellos llegaron un día antes de la operación. Por la mañana, la acompañaron al hospital, se quedaron con ella y le contaron historias y rieron hasta que se acabó la hora de las visitas.

Cuando se hubieron marchado, ella se quedó contemplando las estrellas por la ventana **y comenzó a agradecer todo lo bueno que había en su vida.** Se sintió tan llena de amor que comenzaron a rodarle lágrimas de gratitud por las mejillas. Recuerda:

"Me sentí totalmente inmersa en el amor, llena de gratitud, con una paz interior absoluta. Entonces, me pareció ver una luz detrás de mí y me volví para ver qué era; vi algo que me pareció una hermosa joven con el pelo suelto que me sonreía e irradiaba luz. Me dijo que era un ángel, que había sentido mi amor y gratitud y venía a asegurarme que todo iría bien; todavía me quedaba muchísimo tiempo para cumplir mi finalidad en la vida. Y añadió: «Recuerda siempre que **fue tu amor y agradecimiento lo que te trajo la curación,** Josephine. eres bendecida». Cuando me abrazó cerré los ojos, y cuando volví a abrirlos ya había desaparecido"

Josephine se pasó el resto de la noche totalmente despierta, pensando en lo que le había sucedido y preguntándose cuál sería la finalidad de su vida. Después de meditar un rato sobre lo que realmente le gustaría hacer, comprendió que deseaba ser orientadora o terapeuta, y decidió que empezaría por enviar solicitudes a institutos para hacer realidad su sueño.

Por la mañana, cuando llegaron sus hijos, les dijo que ya no necesitaba operarse y les pidió que la llevaran a casa. El médico le recomendó encarecidamente que no se marchara y que se sometiera a la operación, pero ella insistió. Le prometió que volvería dentro de unos meses para hacerse otro examen y que lo llamaría si tenía algún problema. Y así lo hizo, aunque para entonces ya había recuperado su energía y vitalidad, y cuando los exámenes revelaron que el tumor, que era un poco más pequeño que una pelota de golf, había desaparecido milagrosamente, su médico y su familia lo celebraron con entusiasmo. (La gratitud y el amor son el alma de la curación, 1982)

Casos de cura de VIH (SIDA) en el Brasil

Esto que voy a contar, sucedió unos años atrás cuando yo residía en el Brasil. La noticia llegó a mis oídos a través de un allegado que vivía en ciudad de Campinas que queda en el estado de San Pablo. De los tres casos del que tuve conocimiento sé, con más detalle, el de un joven de unos 30 años ya desahuciado por la medicina.

Él estaba ya casi al final de su vida cuando fue atendido por un orientador espiritual de un conocido Movimiento religioso de allí. A este joven se le recomendó poner en práctica la Gratitud repitiendo diez mil veces por día la palabra ¡muchas gracias! Como sabemos la gratitud eleva la frecuencia vibratoria y debe ser debido a eso que según me informaron este joven en menos de tres meses, tuvo una mejoría a ojos vistos y sanó de ese mal. Esta noticia causó revuelo y quien me informó es una persona de gran confianza, según dijo, este joven agradecía un promedio de tres horas por día, (que el tiempo que lleva agradecer unas diez mil veces). Agradecía, a los síntomas, a todo cuanto le rodeaba, hasta las vigas del techo de la habitación en que moraba. Llegó un momento en que se le veía feliz, se estaba transformando en otra persona, y decía que ya no temía ni a la muerte, y así pasó tres meses de continua gratitud.

Cuando lo pude visitar en la ciudad de Campinas, lo vi muy feliz y subido de peso y tuve el gusto de saludarlo y escuchar su experiencia.

La gratitud vibra en una frecuencia alta que tiene efecto directo y regenerativo en cada una de nuestras células y moléculas. Así de forma directa comienza a elevar nuestra propia frecuencia y vibración. Mientras más gratitud, más se eleva nuestra energía.

Como vemos repetir ¡Muchas gracias! ¡Muchas gracias!, con frecuencia, sin duda eleva nuestra vibración, esa elevación nos conecta con estados de conciencia superiores y nos conecta al Mundo Ideal que existe Aquí y Ahora dentro y fuera de nosotros y como tal, la cura de la enfermedad es una de sus múltiples bendiciones que nos trae.

Desahuciada por la medicina sana con la gratitud

Cierta vez, fui invitado por mi hermano, que es médico, a visitar a uno de sus pacientes al "Hospital 2 de mayo" de la ciudad de Lima. Era una joven mujer de unos 35 años, su estado era delicado se había realizado juntas médicas para ver su caso; tenía el vientre sumamente hinchado y sentía fuertes dolores como hincones en el abdomen. Con lágrimas en los ojos me pidió ayuda pues decía que no quería morirse. El diagnóstico reservado indicaba en su cartilla de seguimiento infección intestinal complicada con posible peritonitis. Al parecer ella se encontraba en estado de observación pues su caso era considerado serio, tuve esa impresión.

La escuché con atención y le dije que no se preocupara que todo iría a salir bien, si ella siguiese mis consejos con atención. (ella pensó que yo trabajaba allí)

Empecé diciéndole que no se angustiara por los síntomas que sentía pues el dolor era señal de que todos tenemos una Fuerza Vital enérgica y curativa y que, a partir de ahora, **en vez de temer el dolor debía agradecer.** Le dije que estaba en una magnífica oportunidad de empezar una nueva vida y que debe por ello sentirse grata.

Le recomendé agradecer a sus padres y se reconciliase con toda persona que no se sienta bien, y borrara de su corazón todo odio y rencor. También le expliqué que agradeciera a los médicos y enfermeras y los reciba con una sonrisa y que colabore con ellos pues eran ángeles que velan por su salud. **Le pedí que al recibir las medicinas lo haga con gratitud y las vea como portadoras del amor de las personas** Le recomendé ejercicios de gratitud por todo y por todos y que mantuviera la certeza de que todo empezaría a mejorar, que esperara lo mejor nunca lo peor. Finalmente, le dije que para una Hija de Dios no existe la enfermedad, y que solo existía motivos para agradecer.

Al visitarla al tercer día, se alegró al verme y me dijo que a diferencia de días anteriores había dormido mejor las últimas 2 noches y que su vientre inflamado parecía que estaba mejorando. Le pedí que insistiera en llenar su corazón de gratitud y amor y le presté un folleto con esas indicaciones. Le dije que la verdadera "salvación" no era liberarse de la enfermedad, sino que era comprender que ya somos libres y perfectos en Nuestra Esencia.

La tercera vez que fui al hospital me dejó un mensaje donde me decía que estaba feliz y agradecida por la orientación y que sentía que había vuelto a nacer.

Pero aquí viene lo más insólito: **"Mi hermano me dijo que sus colegas médicos del hospital estaban alborotados porque no sabían que había sucedido** con esa paciente, a la que **habían desahuciado, por ser un caso grave**, ya que su peritonitis era inoperable por su gravedad **y ya la habían dejado de lado esperando la muerte"** Me quedé sorprendido con esa noticia porque yo también no sabía que la situación de esa señora era así, de "grave", yo solo me limite a aconsejarla a agradecer a todo y reconciliarse con todos.

Ese fue el resultado considerado increíble para la medicina.

Sana de apendicitis y peritonitis reconciliándose a través de la gratitud

Esta historia trata de un amigo de juventud conocido cariñosamente como "Pachi" quien de un momento a otro fue acometido por una Apendicitis complicada con Peritonitis. Recibí una llamada de su secretaria avisándome que había sido internado de emergencia en la clínica San Borja de Lima-Perú y que su caso era grave. Al llegar a la clínica, encontré a su esposa sollozando y él estaba con suero, con los ojos cerrados.

Me acerqué para saludarlo susurrándole al oído, él asintió con la cabeza y en voz baja me respondió el saludo. Como este mundo refleja nuestra mente le pregunté si él no estaba en conflicto con alguien de su entorno pues solo reconciliándose y perdonando podría mejorar. Él me confirmó que estaba en conflicto con un socio empresarial y la tensión era fuerte y por eso él sentía mucha cólera por él. Entonces la hablé de la necesidad de perdonar y agradecer a todos y a todo con un sincero ¡muchas gracias!, desde el corazón.

El diagnóstico era reservado y él no podía ser operado por la situación delicada en que se encontraba. Pedí a su esposa que le lea esa "Revelación de Reconciliación" recordándole que agradezca en vez de sentir resentimiento. Cuando uno reemplaza la cólera o indignación por la gratitud entonces se eleva nuestra frecuencia y sintonizamos con vibraciones de salvación divinas y todo empieza a mejorar.

Increíblemente, para sorpresa de médicos y familiares, mi amigo empezó a recuperarse desde ese día, y hoy vive feliz contando su experiencia a todo el que puede oírlo.

El autor ha vivenciado y tiene conocimiento de nuevos casos de curación y mejora del destino, incluso, algunas gracias recibidas, solo con leer el borrador de este libro. Son casos de mejora y sanación por el Sentimiento de Gratitud que serán motivo de una nueva publicación a realizarse próximamente.

APÉNDICE

EJERCICIOS PARA FORTALECER EL HÁBITO DE LA GRATITUD

1.- Si está postrado en cama por alguna dolencia, al despertar repita la palabra ¡muchas gracias!, durante unos 10 minutos. Así entre sueños aún, agradezca así de forma audible para sí mismo. Al paso de un tiempo verá que la palabra ¡muchas gracias!, resonará en su mente como algo que es parte de usted.

2.- Agradezca a sus padres, si no puede hacerlo haga lo siguiente: En un papel escriba todas las razones por las que no siente agradecer a sus padres. Por ejemplo, si es porque ellos no lo amaron como usted hubiera deseado, dígales eso en el papel y escriba todo lo que le causa esa distancia incluso recriminándolos. Luego queme ese papel. Enseguida repita muchas gracias papá, **muchas gracias mamá y verá que es más fácil hacerlo.**

3.- Habitúese a agradecer a los alimentos diariamente, coma con alegría y agradezca cada bocado. Haga antes una oración de bendición y haga de su alimentación una oportunidad de practicar la gratitud. De este modo los alimentos serán mejor digeridos y lo nutrirán mejor. Recuerde que todo tiene vida y es una bendición del cielo que en forma de alimentos nos da vida.

4.- Durante el día, trate de reaccionar ante cualquier situación con un ¡muchas gracias! Por ejemplo, si se le cae algo diga ¡muchas gracias!, si tropieza con algo diga ¡muchas gracias! Si ocurre algo desagradable con más razón exíjase a decir ¡muchas gracias! **A todo diga ¡muchas gracias!**

5.- TENGA UN CUADERNO DE LA GRATITUD

Esto es muy importante, tenga un cuaderno de unas 100 hojas y escriba allí diariamente todo lo que puede agradecer en el día que terminó. Haga eso diariamente y le aseguro que su vida dará un vuelco de 360 grados a una nueva dimensión de conciencia y se encaminará a una felicidad jamás imaginada. Todos aquellos que hicieron esto hoy están muy bien.

Anote en su cuaderno las pequeñas gentilezas que recibió, agradezca el hecho de que también ese día tuvo en su mesa alimentos, tuvo qué vestir, recibió la ayuda o visita de alguien. Así vaya anotando y hágalo diariamente

.

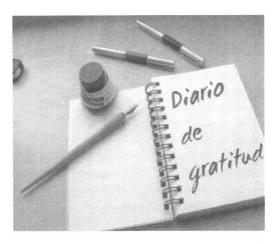

Si está enfermo, tome la resolución de querer sanarse de verdad, afírmese en el Sentimiento de Gratitud como su tabla de salvación, confíe es este Poder, practique de corazón las indicaciones dadas. A continuación, doy algunas pautas para enfrentar situaciones diversas con gratitud. Aunque en un comienzo no sienta mucha gratitud, si usted persevera, verá como poco a poco es embargando por este bello sentimiento que lo conducirá a un mundo mejor.

Una práctica que recomiendo para grabar la gratitud en el subconsciente es la siguiente:

Se pone cómodamente en una silla con las manos cruzadas a la altura del pecho y con los ojos cerrados, durante 10 minutos repetir en voz audible

para sí mismo las palabras ¡Muchas gracias! ¡Muchas gracias! Así se permanece e, incluso si es posible, aumentar poco a poco a una media hora y verá que mágico poder opera esa práctica diaria en usted. Yo hacía de esta manera y me fue mucho más fácil agradecer en el día a todo de forma natural y espontánea.

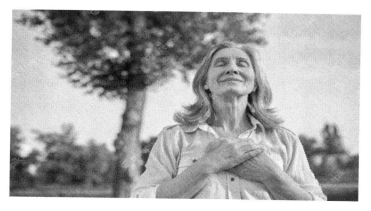

Aquí las siguientes recomendaciones para cada situación:

Cuando sienta algún dolor

Si le duele alguna parte del cuerpo, trate de concentrarse en otra parte que no le duele y agradezca unos 5 minutos, tratando de desviar la atención de la parte dolorida y de este modo busque alguna otra parte y continúe agradeciendo, verá como poco a poco el dolor se disipa porque la mente no le presta atención.

Cuando tenga insomnio

Relájese y luego de leer algún libro de mensaje positivo, y hacer la práctica de la oración y gratitud al día, agradezca mentalmente a cada parte de su cuerpo por el buen funcionamiento y durante unos 15 minutos concéntrese en agradecer. Agradezca su respiración y el latido de su corazón y concéntrese en la palabra GRACIAS, suelte el cuerpo y diga mentalmente: YO DUERMO MUY BIEN, GRACIAS, GRACIAS....

Cuando tenga algún síntoma

Si tiene tos, fiebre o algún otro síntoma, piense: Este síntoma es una prueba de que mi fuerza vital está actuando sanando mi cuerpo y por eso voy a agradecerle mucho y diga gracias síntoma, gracias fuerza vital por curarme, gracias, gracias, y así continúe hasta tranquilizarse.

Cuando tenga alguna preocupación

Cuando algo le preocupa piense así: Este problema lo entrego en la mano de la Providencia y Ella resolverá sin falta este problema y por ello voy a agradecer al problema por ayudarme a crecer y a la Providencia porque me auxilia siempre, gracias problema, gracias Providencia... (Así, continúe agradeciendo)

Cuando tenga alguna tristeza

Cuando se sienta triste por alguna razón, piense así: La tristeza es solo un manto que cubre mi mente, en verdad dentro de mí, brilla el sol de la alegría. Y esboce una sonrisa y repita 100 veces para sí mismo **soy feliz, muchas gracias, soy feliz muchas gracias, durante unos 10 minutos.**

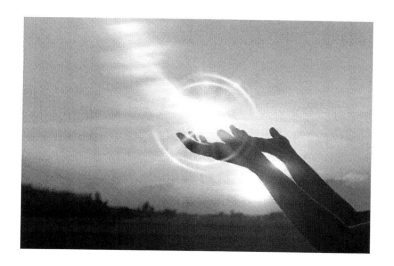

EPÍLOGO

Lea y relea este libro hasta comprender y asimilar su contenido, practicando paso a paso todo lo indicado y le aseguro que entonces Ud. renacerá a una nueva vida, plena de salud y felicidad. **Tenga especial interés en las partes en negrita o subrayadas pues son la clave para el éxito.**

Si usted es uno de los agraciados que recuperaron la salud, comuníquenos su experiencia que podrá ser publicada, (con reserva de su nombre, si así lo prefiere), en una próxima publicación donde se están recopilando experiencias verificadas por el autor, con personas que pudieron experimentar las bondades del Poder Curativo del Sentimiento de Gratitud; su aporte será muy valioso para ayudar a que la humanidad envere de un esperanzador camino de Salud y Felicidad.

Muchas Gracias.

El Autor

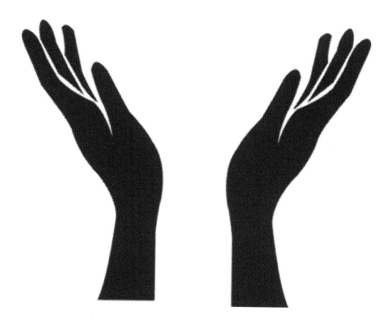

FUENTES CONSULTADAS

Cousins, N. (1979). En N. Cousins, *Anatomia de una Enfermedad.* Kairos.

Dr. Palig Wellness. (20 de Diciembre de 2017). *La Cura a través de la Gratitud.* Obtenido de www.palig.com: https://www.palig.com/es/blog/dr-palig/2017/12/la-cura-a-traves-de-la-gratitud

Gunderman, R. (28 de Noviembre de 2019). *¿Por qué ser agradecido es bueno para tu salud?* Obtenido de www.cnnespanol.cnn.com: https://cnnespanol.cnn.com/2019/11/28/por-que-ser-agradecido-es-tan-bueno-para-tu-salud/

La gratitud y el amor son el alma de la curación. (1982). Obtenido de Reader Digital Books: http://reader.digitalbooks.pro/content/preview/books/1982/book/OEBPS/1__La_gratitud_y_el_amor_son_el_alma_de_la_curacion_.html

Otras Fuentes consultadas:

*The Greater Good Science Center at the University of California, Berkeley; Bibliotheca Medical de los Estados Unidos. Institutos Nacionales de Salud; American Psychological Association: "A Grateful Heart is a Healthier Heart"; Harvard Mental Health Letter: "In praise of gratitude"

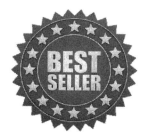

Made in the USA
Columbia, SC
09 August 2022